経営者は
ぶれてはいけない。
コロナ禍にあっても、
病院経営の本質は
何ら変わらないと
私は信じている。

検証
コロナ禍の
病院経営

after COVID に向けて持続可能経営への舵取り

千葉大学医学部附属病院
副病院長／特任教授

井上貴裕●著

ロギカ書房

はじめに

検証　コロナ禍の病院経営
―after COVID に向けて持続可能経営への舵取り―

　2020（令和2）年2月3日のクルーズ船「ダイヤモンド・プリンセス号」が横浜に入港し、ここから新型コロナウイルス感染症との戦いがはじまった。その後、2020（令和2）4月7日、東京、神奈川、埼玉、千葉、大阪、兵庫、福岡の7都府県を対象に史上初の緊急事態宣言が発令され、第1波の4月・5月の病院業績は惨憺たるものであった。紹介患者数が大幅に減少し、予定手術を制限せざるを得ない状況に陥ったことにより、医業収益の減少がかつてない水準に達した。この先どうなってしまうのだろうと途方に暮れる日々が続いた。その後、9月には前年対比で増収となる病院が多く、秋口に回復の兆しが見え始めたところに、第3波が襲来し、再び厳しい状況が訪れた。

　その後、4兆円を超えるコロナ補助金が投入され、コロナバブルに踊り、2020年度決算では過去最高益を記録する病院が多数存在したのも事実である。ただ、これについては全ての医療機関が恩恵を被ったわけではないし、いつまでも持続するものでもない。とはいえ、現状はコロナ補助金で財務的には何とか首の皮がつながっているという病院が多いものと予想され、我々は国に感謝しなければならない。

　ただ、現実に目を向ければ、紹介患者が元に戻らないなど、将来に向けて不安材料は尽きない。今後もしばらくはその傾向が続く覚悟が必要だろう。

　一方で、コロナ患者用に病床を設けた医療機関では以前と同水準の入院患者の受入れができているという声も耳にする。だとするとアフターコロナに向けてその病床をどう再開するか議論を始めようとしている最中に、第5波が襲来した。

　この第5波は災害レベルであり、地域によってはかつてない診療制限をせざるを得ない状況に陥っている。千葉大学病院は、2021年8月12日時点で県内最多の入院患者を受け入れ、コロナ用のICUも満床など、診療制限をせざるを得ない状況だ。何しろ1年半以上闘い、この窮地を救ってきたスタッフから

すれば、先が見えない闘いに疲弊の色は隠せない。中等症以上を中心にすでに430人を超える入院患者に対応してきたのだから。

そんな中で、千葉県内で新生児についての不幸な報道があり、我々としては最大限、地域のために最善の医療提供を行う所存である。ただ、高度医療にはお金がかかる。これからもあるべき医療を提供し続けるためには、車の両輪である経済性を無視することはできない。持続可能な医療提供体制の構築に向けて、病院経営の舵取りをどうすべきか。病院経営者に課された責任は大きい。

本書は新型コロナウイルス感染症の重症患者を中心に受け入れ、同時に病院経営の両立を図るために筆者が何を感じ、考えたかをデータ等に基づき検証した軌跡である。

経営者はぶれてはいけない。ただ、未知のウイルスに直面し、不安なときもある。とはいえ、コロナ禍であっても、病院経営の本質は何ら変わらないと私は信じており、それを実践しているつもりだ。本書を手にとっていただければそのエッセンスがご理解いただけるものと考えている。

この闘いは必ず終わる時が来るし、我々の未来は明るい。道は必ず開ける。

株式会社CBホールディングス　CBニュース編集部　齋藤栄子様には連載原稿の校正にお力添えいただき、心より感謝いたします。この場を借りてお礼を申し上げたいと思います。

2021年9月

井上　貴裕

目 次

はじめに

第 3 章　【対談】With コロナと病院経営

第1章

新型コロナ禍の病院経営を検証する

1-1

悪化する病院経営の復活への道程を焦らずに粛々と

（CBnews マネジメント 連載第 124 回 2020 年 5 月 20 日）

　新型コロナウイルスの新規感染者数が減少し、緊急事態宣言が解除されたことに伴い、医療提供体制も一時の予断を許さない状況から明かりが差そうとしている。とはいえ、病院の経営は極めて厳しい状況にあり、財務的な窮地に陥っている病院も存在する。

　図表 1 は、日本病院会・全日本病院協会・日本医療法人協会の新型コロナウイルス感染拡大による病院経営状況緊急調査（速報）からデータを抽出し、一部は筆者が推計したものである。

　新型コロナウイルス患者を受け入れた病院も、そうでない病院も、2020 年 4 月は対前年同月比で入院・外来共に大幅な減収となっている。患者数が減少すれば、材料費のような変動費は減少するが、病院経営で最も大きな比率を占める人件費は固定的なため、収支は当然のことながら悪化する。さらに、消毒液等の消耗品の増加、マスクや防護具なども必要になるし、PCR 等に関わる費用の負担、新型コロナウイルス患者を受け入れる病院では危険手当を支給するため、結果としては支出が減るどころか増えるケースもある。

　もちろん、このような状況に対して政府も診療報酬で補填してくれたわけであるし、自治体からの補助金等も病院によっては投入されている。ただ、全ての病院がその恩恵を被っているわけではないし、そもそもそれで十分であるはずがなく、今後の病院経営への不安は尽きない。ただ、ここで焦る必要はない。皆が苦しい。そして、道は必ず開けると私は確信しているが、コロナ前の状況に戻ろうとするのではなく、新たな病院経営を志向する必要があると考える。

図表1

【入院】	有効回答全病院			コロナ患者入院受入病院			8の特定警戒都道府県		
	令和元年4月	令和2年4月	増減率	令和元年4月	令和2年4月	増減率	令和元年4月	令和2年4月	増減率
診療報酬稼働額【単位:千円】	301,101	274,429	-9%	641,181	562,822	-12%	333,684	296,754	-11%
入院診療単価【単位:円】(推計)	46,755	47,454	1%	60,592	62,383	3%	48,906	49,180	1%
病床稼働率(推計)	83.5%	75.3%	-10%	79.8%	68.2%	-15%	85.8%	76.2%	-11%
新入院患者数	342	277	-19%	769	610	-21%	375	292	-22%
手術件数	156	128	-18%	363	292	-20%	181	143	-21%
平均在院日数(推計)	18.7	20.3	9%	13.6	14.4	6%	18.0	20.1	11%
【外来】									
診療報酬稼働額【単位:千円】	126,443	111,881	-12%	288,980	254,205	-12%	137,966	116,675	-15%
外来診療単価【単位:円】(推計)	14,844	16,354	10%	16,651	18,580	12%	14,250	15,761	11%
外来延べ患者数	8518	6841	-20%	17355	13682	-21%	9682	7403	-24%
初診患者数	919	532	-42%	1809	1054	-42%	1105	574	-48%
平均在院日数(推計)	9.3	12.9	39%	9.6	13.0	35%	8.8	12.9	47%
紹介患者数	-	-	-	-	-	-	-	-	-
救急車搬送件数	127	98	-23%	305	234	-23%	148	112	-24%
病床数	257	256		442	441		265	264	

日本病院会・全日本病院協会・日本医療法人協会、「新型コロナウイルス感染拡大による病院経営状況緊急調査（速報）2020年5月18日」を基に作成。（推計）は独自の推計値

　本稿では、悪化する病院経営に対する私なりの処方箋を論じ、現状からの打開策を提示する。

　図表2は、高度急性期病院である千葉大学医学部附属病院（以下、千葉大学病院）、大垣市民病院、武蔵野赤十字病院の、2020年と2019年4月の診療実績を示したものである。千葉大学病院は**図表3**に示すように、かつては業績悪化に苦しんでいたが、V字回復基調にある。また、大垣市民病院は自治体病院を代表する高収益病院として知られているし、武蔵野赤十字病院も入院診療単価が9万円を超え、かつ経常利益率7%を超える優良病院である。

　ここから分かることは、今は皆が苦しい時期であり、歯を食いしばって頑張っているということだ。いずれも診療報酬稼働額は減少している。なお千葉大学病院は、診療報酬稼働額で前年度と比べこの4月だけで約2.4億円のマイナスであることに加え、前述の防護具や危険手当の支給など、コロナの影響から月3億円の赤字となる見込みだ。

　ただ、内訳を見ると3病院とも入院・外来共に診療単価は上昇しており、この結果は日本病院会等のデータとも整合性がある。ただ、入院診療単価の上昇は、手術件数の減少、平均在院日数の延長が関係しているため限定的だ。千葉大学病院では新型コロナウイルス患者を受け入れるために、ICUの他、2つの一般病棟をコロナ専用病棟とした。空床をつくるためには、予定手術を延期する必要があるし、仮に術前PCR体制が整わない段階で従来通りに手術を実施

図表2

高度急性期病院　各年4月の診療状況

【入院】	千葉大学病院			大垣市民病院			武蔵野赤十字病院		
	令和元年4月	令和2年4月	増減率	令和元年4月	令和2年4月	増減率	令和元年4月	令和2年4月	増減率
診療報酬稼働額【単位：千円】	1,879,860	1,662,801	-12%	1,399,220	1,375,762	-2%	1,604,946	1,388,927	-13%
入院診療単価【単位：円】	86,793	90,414	4%	81,080	81,060	0%	93,939	97,544	4%
病床稼働率	84.90%	72.10%	-15%	81%	79%	-2%	97.2%	81.0%	-17%
新入院患者数	1612	1,286	-20%	1,606	1,456	-9%	1696	1359	-20%
手術件数	678	560	-17%	591	573	-3%	706	523	-26%
平均在院日数	12.16	13.1	8%	10.5	11.3	8%	10.0	10.1	2%
【外来】									
診療報酬稼働額【単位：千円】	1,044,452	1,022,044	-2%	1,138,463	1,082,706	-5%	690,150	642,647	-7%
外来診療単価【単位：円】	23,504	27,935	19%	26,820	31,120	16%	25,847	30,198	17%
外来延べ患者数	44,437	36,586	-18%	42,451	34,790	-18%	26,701	21,281	-20%
初診患者数	2,151	1,507	-30%	4,391	2,457	-44%	3,345	1,826	-45%
平均通院日数	20.7	24.3	18%	9.7	14.2	46%	8.0	11.7	46%
紹介患者数	1,633	1,088	-33%	1,788	994	-44%	2,351	1,179	-50%
救急車搬送件数	323	319	-1%	828	665	-20%	828	663	-20%
病床数	850	850	-	836	836	-	611	611	-

図表3

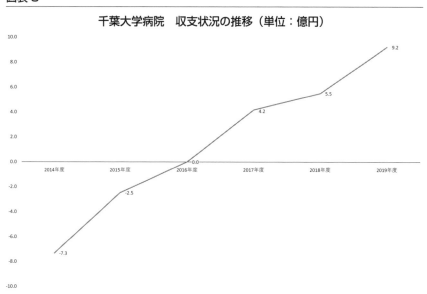

千葉大学病院　収支状況の推移（単位：億円）

すれば、コロナ患者が紛れ込むリスクもある。

　図表4は、日本外科学会の「外科手術トリアージ表の改訂版について」か
らで、何らかの基準で各病院が手術のトリアージを行っているだろう。結果と
して多くの病院では、眼科、整形外科、皮膚科、形成外科等における手術の一

図表4

日本外科学会「外科手術トリアージ表の改訂版について」より

新型コロナウイルス感染症蔓延期における外科手術トリアージの目安（改訂版ver2.4、2020.4.14）

医療供給体制*1		安定時		ひっ迫時	
対象患者の新型コロナウイルス感染の有無*2		陰性*4	陽性・疑い	陰性*4	陽性・疑い
疾病レベル*3	A　致命的でない、または急を要しない疾患	適切な感染予防策を講じたうえで慎重に実施	延期	延期	延期
	B　致命的でないが潜在的には生命を脅かす、または重症化する危険性がある疾患	適切な感染予防策を講じたうえで慎重に実施	可能であれば延期し、やむを得ない場合のみ十分な感染予防策を講じたうえで慎重に実施	可能であれば延期	延期
	C　数日から数ヶ月以内に手術しないと致命的となり得る疾患	適切な感染予防策を講じたうえで慎重に実施	代替治療を考慮し、やむを得ない場合のみ十分な感染予防策を講じたうえで慎重に実施	代替治療を考慮し、やむを得ない場合のみ適切な感染予防策を講じたうえで慎重に実施	代替治療を考慮し、やむを得ない場合のみ十分な感染予防策を講じたうえで慎重に実施

*1 当該地域・医療機関における病床数、医療スタッフ、個人防護具（PPE）、新型コロナウイルス感染患者の受け入れの有無、緊急事態宣言の有無、地域における感染拡大の程度などの様々な要因をふまえ総合的に判断する。

*2 新型コロナウイルス核酸検出法（PCR）による診断が望ましいが検査できない場合は、過去2週間程度の症状や海外渡航歴・移動歴・濃厚接触の有無（本人及び同居者）、必要であれば胸部CT所見などをふまえ総合的に判断する。

*3 疾病の重篤度、緊急性、必要性、患者の容態などを総合的に考慮し、主治医を中心にした医療チームで協議して判断する。患者状態によっては繰り返しの疾病レベル判定が必要な場合がある。

*4 不顕性患者も多く、またPCR検査でも一定程度の偽陰性があるため確定診断は容易ではないことを認識し、院内マニュアルに従って適切な感染予防策を講じる。

一般社団法人　日本外科学会、外科手術トリアージ表の改訂版について（令和2年4月14日）

部を延期した。

　入院診療単価が高い病院の内訳は手術料が多いので、手術の延期は単価を下落させる。また、新入院患者が減少すれば、その計算式の構造から平均在院日数が長くなるのは当然である。それでも皆の入院診療単価が上昇しているのは、診療報酬改定の影響もあるが、診るべき患者に集中していると考えられる。

　一方で、外来診療単価は大幅に増加傾向にあり、診療密度が高い急性期機能を発揮した結果である。外来延べ患者数が大幅に減少しているのは、「不要不急」の外来患者が来院しなかったことが関係している。診るべき患者に集中すれば、外来診療単価は上がり、ひいては病院機能も向上するわけで、そのことが実証されたことになる。大幅な外来診療単価の上昇は、外来化学療法は従来通り行われるが、分母に当たる低単価の外来延べ患者数が減少した影響が大きい。

　ただしその分、外来における材料費比率は上昇するので、患者数減という状況下においても、病院全体の材料費比率は変動費とはいえ、あまり下がらないだろう。コロナ環境下では今後もこの傾向が続くと予想される。なお、平均通院日数が大幅に長くなっており、ここから外来延べ患者数に対する初診の比率が低くなっていることは、今後の病院経営に大きな影響を及ぼすだろう。

　この（2020年）5月まで、病院はコロナ対策で頭がいっぱいで、新入院患者の獲得は二の次であった。経営よりも安全に軸足があり、経営を正面切って語れる時ではなかった。しかし、この状況が続けば経営は破綻する。6月からは安全に十分配慮しつつ、徐々に平時へと移行する時期である。とはいえ、第二波に備えた対応は必要であり、コロナ患者を受け入れる病院は、一部の病棟をコロナ専用として維持することになるだろう。その中で、新入院患者をどう獲得していけばよいだろうか。

　まずは、延期していた予定手術を粛々とこなしていくことが求められる。ただ、その待機患者もやがて尽きてしまう。問題は、千葉大学病院などのような中核病院で、紹介患者数が激減していることだ。開業医がオンライン診療に移行し、健診が行われていない状況下で、今後さらに紹介患者数の減少が深刻化するだろう。がん患者の早期発見が行われず、手術適応の患者も減少するかもしれない。

　では、どうするのか？　これからは、救急に注力する病院が多くなるだろう。ただし、日本病院会等のデータおよび大垣市民病院、武蔵野赤十字病院を見ると、救急車搬送件数は大幅に減少している。一方で、千葉大学病院では、ほぼ前年同期並みである。救急患者数は気象状況によって変動するため、その状況を見ると若干気温は低かったが、大きな違いはなかった（**図表5**）。

　もちろん、コロナ疑いの患者を受け入れるために病床が不足して、断りが頻発したことは個々の病院に影響を与えたが、日本病院会等のデータも同様の傾向であり、全国の救急搬送そのものが減少しただろう。自粛により人々が外に出なかったため、外傷が減った影響も一部あるかもしれないが、実際はタクシー代わりの救急車利用が減少したということだ。千葉大学病院のように、台数は決して多くないが三次救急に特化する病院では件数が減少していない。つ

図表5

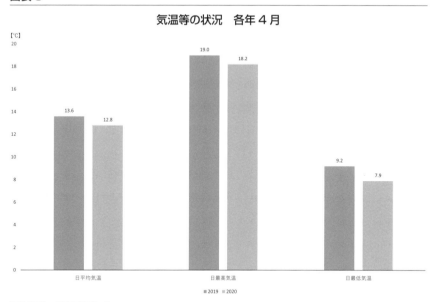

気温等の状況　各年4月

気象庁データを基に作成

　まり、重症な救急患者は減少していないと予想される。

　予定手術をこなしながら、重篤な救急患者を受け入れるという急性期病院に求められる本来の機能を発揮することが重要であるという医療の本質は、どのような状況でも変わらないと言える。

　最後に、窮地に陥っている病院に向けて、今すぐ取り得る幾つかの施策を提案する。

　まず1つ目は、単価が上がったかどうかを確認することだ。患者数の減少は致し方ないとしても、重症患者をきちんと診れば、いかなる状況においても単価は上がったはずである。単価が上がらなかった病院はその理由を十分に検証し、自らの立ち位置を考え直すべきだ。

　2つ目は、稼働率が10ポイント以上下がった病院は、その理由を十分に分析した上で、病棟の再編を検討することが求められる。コロナ専用病棟を設けた所は、第2波に備えて限られた病床での運用を余儀なくされる。その中で、

効率的な病床運営を行うためには、診療科の再編、一般病棟のハイケアユニットへの転用、あるいは地域包括ケア病棟の設置といった様々な選択肢があり、厳しい今だからこそ思い切って動いてみることが望ましい。

　同時に、2021年度の看護師等の採用計画を見直すことも考えられる。この時期ならば調整できる可能性はあるはずだ。規模にこだわるのでなく、思い切ったダウンサイズなど、病棟機能の見直しを行い、筋肉質な経営を目指すときである。

　3つ目が、取れる加算や施設基準の届出を、今まで以上に適切に行うように見直す必要がある。例えば、2020年度診療報酬改定で評価が引き上げられた、医師事務作業補助体制加算や急性期看護補助体制加算などの充実を図ってはどうだろうか。仮に、最上位の基準を届け出ていたとしても、さらなる加配によりタスク・シフトを進めるという選択肢もあるだろう。解雇・雇止めが全国で1万人以上出ている状況だからこそ、病院での雇用を拡大すべきだし、病院がこのような時に先手を打てば、診療報酬も後から付いてくることが期待される。人手不足で無理だと決め付けずに、今だからこそできる取組を粛々と行うことが、新たな道を切り開くことにつながるだろう。

1-2
コロナ禍でやってはいけないこと、やるべきこと

（CBnews マネジメント 連載第 125 回 2020 年 6 月 8 日）

　緊急事態宣言が解除され、6 月（2020 年）に入り世の中は少しずつ動き出している。これは病院も同じであり、4 月・5 月に最悪の状況を迎えた急性期病院の病床稼働率も、徐々に戻ってきている。一方で回復期や慢性期病院は 6 月以降にダメージが出てくるかもしれない。なお、6 月は賞与支給月でもあり、財務的にはより深刻さを増す医療機関も存在するだろう。なにしろ、診療月と診療報酬の入金月にはタイムラグがあるわけであり、6 月・7 月は病院経営においてターニングポイントになるかもしれない。

　1-1 では、日本病院会・全日本病院協会・日本医療法人協会の「新型コロナウイルス感染拡大による病院経営状況緊急調査（速報）」から診療データを抽出し、さらに高度急性期病院であり、かつ財務的にも優良病院である大垣市民病院等との比較を行った。
　全体的に、入院・外来共に患者数は激減しているのに対して、診療単価は特に外来で上昇していた。入院患者数については、手術制限や救急車搬送の減少により新入院患者が激減していた。ただし、三次救急のような重症患者については、減少していない可能性があることを指摘した。新入院の伸び悩みにより、平均在院日数は増加傾向にあったが、診療報酬改定の影響等もあり、入院診療単価は微増していた。
　また、外来は初再診共に減少傾向にあったが、特に初診の紹介患者が減少していた。ただし、外来化学療法は減少せず、むしろ増加しており、診療単価は大幅に上昇していた。

図表1

【入院】	有効回答全病院 (n=1,203)			コロナ患者入院受入病院 (n=339)			8の特定警戒都道府県 (n=468)		
	令和元年4月	令和2年4月	増減率	令和元年4月	令和2年4月	増減率	令和元年4月	令和2年4月	増減率
診療報酬稼働額【単位：千円】	322,919	293,273	-9%	667,312	586,441	-12%	364,734	323,461	-11%
入院診療単価【単位：円】（推計）	48,443	49,108	1%	61,611	63,351	3%	50,517	50,899	1%
病床稼働率（推計）	83.5%	75.1%	-10%	80.4%	69.0%	-14%	85.6%	75.7%	-12%
新入院患者数	365	296	-19%	792	629	-21%	413	321	-22%
手術件数	165	136	-18%	367	296	-19%	195	153	-22%
平均在院日数（推計）	18.1	19.6	8%	13.5	14.3	6%	17.3	19.2	11%
【外来】									
診療報酬稼働額【単位：千円】	82,715	79,937	-3%	304,219	269,313	-11%	156,914	133,391	-15%
外来診療単価【単位：円】（推計）	9,095	10,947	20%	16,762	18,823	12%	14,617	16,265	11%
外来延べ患者数	9095	7302	-20%	18149	14308	-21%	10735	8201	-24%
初診患者数	959	560	-42%	1850	1082	-42%	1168	616	-47%
平均通院日数（推計）	9.5	13.0	37%	9.8	13.2	35%	9.2	13.3	45%
救急車搬送件数	133	103	-23%	305	236	-23%	157	120	-24%
病床数	266	265	-	449	447	-	281	280	-
医業利益率	1.5%	-8.6%	-673%	1.2%	-10.8%	-1000%	1.8%	-11.4%	-733%

日本病院会・全日本病院協会・日本医療法人協会、「新型コロナウイルス感染拡大による病院経営状況緊急調査（最終報告）2020年5月27日」を基に作成

　このような4月の診療状況について整理した上で、窮地に陥っている病院に向けて、今すぐ取り得る幾つかの施策を、1-1では提案した。

　ただ、事態は予断を許さない状況にあり、不安を抱える日々が続く。本稿では、日本病院会・全日本病院協会・日本医療法人協会の「新型コロナウイルス感染拡大による病院経営状況緊急調査（最終報告）」を確認した上で、コロナ環境下の中長期的な病院方針をどう考えるか、病院経営者が肝に銘じるべきことについて言及する。

　図表1は、日本病院会等から2020年5月に出された報告書の最終版の数値を基に作成し、「推計」と記した項目は私が試算したものである。

　全体的に稼働額の減少幅が大きいのは、8の特定警戒都道府県に立地する病院あるいはコロナ入院患者の受入病院という結果になった。特に、東京都でコロナ入院患者を受け入れた病院は、対前年比で医業収入がマイナス22.1%であり、医業利益率は前年の1.2%に対して、この4月はマイナス24.2%まで悪化していた。

　最終報告からは明らかではないが、この8の特定警戒都道府県に立地し、かつコロナ入院患者を受け入れた病院は業績悪化が著しいと予想される。実際に、武蔵野赤十字病院は4月単月で3.5億円の赤字となり、千葉大学医学部附

属病院も3億円の赤字だった。

　再び**図表1**に目を向けると、コロナ入院患者を受け入れた病院の病床数は400床を超えており、地域中核病院が最も苦戦しているという結果だ。

　このような環境下で、病院はどのような方針を貫くべきだろうか。もちろん、患者と真摯に向き合い、誠実に医療提供を行うことは、いつの時代でも変わらずに求められることだが、より大切なのは病院経営の方向性を定め、皆を1つの方向に導くことである。苦しくなると誰しもが迷う。しかし、病院経営者は以下の5つを肝に銘じ、このような時だからこそ、地域からの信頼が増すように努力を惜しむべきではない。

　まず1つ目は、在院日数を意図的に延ばしてはならない。新入院患者数の激減から、病床稼働率は伸び悩む。だとすれば、在院日数を調整して稼働率を取り繕いたくなるかもしれない。病院に入院することはコロナ禍でない平時であっても感染のリスクも併発するため、治療終了後には速やかに自宅に戻すことが我々の役割である。さらに、経済的な危機に陥っている患者も多いので、よりお金にはシビアになるはずだ。悪いうわさはすぐに広まるものである。

　また、国家財政が厳しくなる中で、国民医療費の適正な使い方が我々に課された使命だ。ただし、現状の診療報酬は病床を適切に埋めないとやっていけない報酬体系であることも事実で、そこには矛盾があり、コロナを機に制度そのものを改めないといけない。病院としては、DPC／PDPSの入院期間II以内の割合を評価指標として管理することを、コロナ環境下でも忘れてはならない。

　2つ目は、救急車搬送患者を簡単に家に帰してはいけない。救急車搬送自体は約20％以上減少しているが、それは軽症患者の救急車利用の減少が影響している。救急患者の全てにPCR検査を実施するのは現実的ではなく、コロナ疑いの患者が紛れ込んでいるかもしれない。だとすれば、急変するリスクもあるため、入院しても個室管理が求められるなど難しい面もある。しかし、家に帰して不幸な結末を迎えるリスクは平時以上に高まっているのだから、入院により適切な対応をしたいものだ。

　救急車搬送件数の減少を嘆くのではなく、救急車搬送入院件数および入院率

を重視すべきである。そもそも搬送件数が減少すれば、入院率は高まっているはずであり、経過観察のラインを少し変えた方がいい病院もあるだろう。このことは、病床稼働率という意味において、紹介が減少している1つの対策になるかもしれない。

　3つ目は、4月・5月に控えていた予定手術を、むやみやたらに再開しないことだ。病院にとって手術収入は大切であるが、はやる気持ちを抑え、常に安全を優先する必要がある。強引なやり方はスタッフの離反を招きかねず、この部署は病院の生命線であることを忘れてはならない。日本外科学会等からの「新型コロナウイルス感染症パンデミックの収束に向けた外科医療の提供に関する提言」を順守した上で、待機的手術の本格的な再開を行うことが望ましい。今後は、術前PCR検査の体制等を整備することが、地域からの信頼につながっていくことだろう。

　4つ目は、紹介患者が大幅に減少して、今後しばらくこの傾向が続いたからといって、外来の強化や、オンライン診療に積極的に乗り出すことは厳禁である。オンライン診療については、これだけ広まったわけだから、新型コロナウイルスが収束しても完全に元に戻すことは難しいだろう。とはいえ、それを引き受けるのは急性期病院の役割ではない。病院に来ることは感染のリスクがあるのだから、今こそ長年通院してきたかかりつけ患者を逆紹介すべきときである。患者も納得するだろうし、患者数減少により、診療情報提供書を書く時間は以前よりもあるはずだ。重視すべきなのは外来診療単価であり、長期処方をして、同一日に複数科受診する患者をいかに減らすかだ。

　最後に、診療収入が上がらないからといって、悲観的な未来を絶対に語ってはいけない。財務的に厳しさを増す中で、経営者も不安に駆られることだろう。しかし、職員の不安をあおることは逆効果である。今は苦しいけれど、必ず明るい未来がやってくることを繰り返し説かなければならない。病院経営者には夢を語ることを期待したい。

　コロナ前に戻ることはもはや難しい。しかし、一定のパイは必ず戻ってくる。それがいつになるかはわからないが、そのときに選ばれる病院になれるかどうかが勝負だ。逆境にこそ弱点をあぶり出し、自らを磨き、より筋肉質にな

ることが求められる。

　今こそ基礎体力を付けるときだ。将来への準備期間と位置付けて、先を見据えた対応をすれば、結果に大きな差が生まれるはずだ。

1-3

補助金頼みではなく、病棟再編など自ら行動を

(CBnews マネジメント 連載第 127 回 2020 年 7 月 6 日)

　新型コロナウイルス感染症拡大による緊急事態宣言が解除され、街には人が徐々に戻ってきている印象だ。特に、夜の会食などは感染拡大前には及ばないが、週末はだいぶ勢いが出てきたようである。その影響なのか、東京都では2020 年 7 月 2 日、5 月初旬以来となる 100 人超の新規感染者が報告されている。指数関数的に増加しているという見方もあるだろう。

　患者数が増加すれば医療提供体制が重要になるわけだが、様々な報道にもあるように、病院の財務状況は極めて厳しい局面にある。夏の賞与は何とか払えたが、冬の賞与は支払いの見込みがないという声も多く耳にする。もちろん、金融機関からの短期借入れでその場しのぎはできるかもしれない。しかし、返済の目途が立たない借入れとなり、短期の借換えを繰り返さざるを得ない医療機関も出てくるだろう。病院の売り案件も増加しているようだ。

　図表 1 は、3 つの高度急性期病院の 5 月の診療実績である。4 月とおおむね傾向は変わらないものの、より悪化しているのが一般的であるが、地域差の影響は出ているようだ。

　高度急性期病院では、手術患者が入院患者の多くを占める。**図表 3** に示すように、予定入院患者の 6 - 7 割は手術を実施するため、この予定手術を延期すれば新入院患者を受け入れられず、入院収入は大幅に減少する。実際に、予定入院の入院診療単価は約 5 割が手術であり、この部分を抜きにして財務状況を好転させることはできない（**図表 4**）。

　一方で、救急車搬送は各病院とも減少しており、新型コロナウイルスの影響だと見るべきだろう。ただし、重症者が減少することはないのだとすれば、救

図表1

高度急性期病院　各年5月の診療状況

	大垣市民病院			武蔵野赤十字病院			千葉大学病院		
【入院】	令和元年5月	令和2年5月	増減率	令和元年5月	令和2年5月	増減率	令和元年5月	令和2年5月	増減率
診療報酬稼働額【単位：千円】	1,435,574	1,417,584	-1%	1,534,748	1,262,663	-18%	1,907,434	1,453,990	-24%
入院診療単価【単位：円】	84,094	87,651	4%	89,547	90,977	2%	86,974	87,128	0%
病床稼働率	73.0%	69.2%	-5%	94.3%	76.4%	-19%	83.2%	63.3%	-24%
新入院患者数	1,560	1,364	-13%	1689	1261	-25%	1687	1090	-35%
手術件数	548	515	-6%	653	349	-47%	679	466	-31%
平均在院日数	11.3	11.7	4%	10.2	11.2	10%	12.64	14.06	11%
【外来】									
診療報酬稼働額【単位：千円】	1,157,262	984,293	-15%	651,003	573,288	-12%	998,820	880,590	-12%
外来診療単価【単位：円】	27,902	31,014	11%	24,944	31,633	27%	23,580	27,524	17%
外来延べ患者数	41,476	31,737	-23%	26,099	18,123	-31%	42,359	31,994	-24%
初診患者数	4,703	2,617	-44%	3,252	1,690	-48%	2,218	1,226	-45%
平均通院日数	8.8	12.1	38%	8.0	10.7	34%	19.1	26.1	37%
紹介患者数	1,748	1,058	-39%	2,144	1,064	-50%	1,676	976	-42%
紹介率	69.6%	67.7%	-3%	97.6%	118.9%	22%	90.4%	103.4%	14%
逆紹介率	117.6%	139.8%	19%	94.6%	148.5%	57%	76.6%	126.2%	65%
救急車搬送件数	812	629	-23%	866	678	-22%	422	304	-28%
救急車搬送入院率	46.4%	46.9%	1%	42.6%	49.4%	16%	67.8%	69.7%	3%
病床数	836	836	-	586	586	-	850	850	-

図表2

高度急性期病院　各年4月の診療状況

	大垣市民病院			武蔵野赤十字病院			千葉大学病院		
【入院】	令和元年4月	令和2年4月	増減率	令和元年4月	令和2年4月	増減率	令和元年4月	令和2年4月	増減率
診療報酬稼働額【単位：千円】	1,519,082	1,493,001	-2%	1,604,946	1,388,927	-13%	1,879,860	1,662,801	-12%
入院診療単価【単位：円】	88,027	87,963	0%	93,939	97,544	4%	86,793	90,414	4%
病床稼働率	76.3%	75.0%	-2%	97.2%	81.0%	-17%	84.90%	72.10%	-15%
新入院患者数	1,606	1,456	-9%	1696	1359	-20%	1612	1,286	-20%
手術件数	591	573	-3%	706	523	-26%	678	560	-17%
平均在院日数	10.5	11.3	8%	10.0	10.1	2%	12.16	13.1	8%
【外来】									
診療報酬稼働額【単位：千円】	1,171,526	1,106,444	-6%	690,150	642,647	-7%	1,044,452	1,022,044	-2%
外来診療単価【単位：円】	27,597	31,804	15%	25,847	30,198	17%	23,504	27,935	19%
外来延べ患者数	42,451	34,790	-18%	26,701	21,281	-20%	44,437	36,586	-18%
初診患者数	4,391	2,457	-44%	3,345	1,826	-45%	2,151	1,507	-30%
平均通院日数	9.7	14.2	46%	8.0	11.7	46%	20.7	24.3	18%
紹介患者数	1,788	994	-44%	2,351	1,179	-50%	1,633	1,088	-33%
紹介率	67.4%	65.1%	-3%	96.9%	110.1%	14%	88.3%	88.4%	0%
逆紹介率	131.4%	168.2%	28%	88.8%	165.2%	86%	93.5%	111.6%	19%
救急車搬送件数	828	665	-20%	828	663	-20%	323	319	-1%
救急車搬送入院率	40.9%	44.1%	8%	48%	46%	-3%	60.1%	72.4%	21%
病床数	836	836	-	586	586	-	850	850	-

急車搬送入院率は増加するはずだし、そうでなければ新入院の獲得に大きな支障を来す。

　図表1の5月の「救急車搬送入院率」は、大垣市民病院と千葉大学病院が微増であるのに対して、武蔵野赤十字病院は大幅増加という結果であったが、図表2の4月を見ると、武蔵野赤十字病院は減少、他の2病院は増加してい

図表3

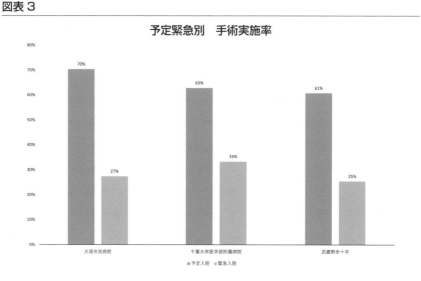

予定緊急別　手術実施率

図表4

予定緊急別　入院診療単価の内訳

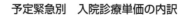
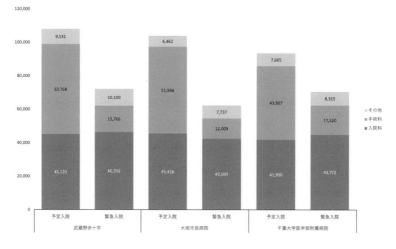

た。武蔵野赤十字病院は東京都に立地する病院であり、4月は新型コロナウイルス患者の受入れのために多くの病床を使い、そこに重点的にスタッフを配置せざるを得ない状況にあったため、病床稼働率は低かったものの、入院させる

図表5

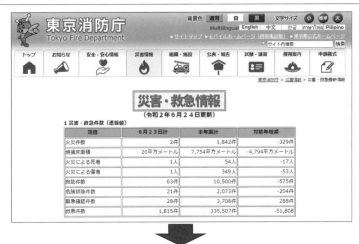

		1月1日～6月23日		減少数	減少率
		2019年	2020年		
合計	東京消防庁	387,315	335,507	−51,808	−13.4%
	当院	4,006	3,448	−558	−13.9%
1日当り	東京消防庁	2,226	1,917	−309	
	当院	23	20	−3	

病床がなかったことが関係している。なお、東京消防庁と同院の救急車搬送の減少率は、ほぼ同じ結果であった（**図表5**）。

　今後は、予定入院、特に手術患者をいかにコロナ前の状況に近づけられるかが大切であり、手術室の稼働状況を注視する必要があるだろう。そのためにも、紹介患者が戻ってくるかは重要で、だからこそ、このような時期であっても逆紹介を行い、地域との連携を深める努力を怠るべきではない。なお、3病院とも大幅に逆紹介率は上がっているが、これは分母の初診患者が減少しただけであり、決して積極的な逆紹介の結果ではないことには留意すべきである。平均通院日数が延びていることも、この結果と整合する。

　ただ、診療所等も患者が戻らず、紹介どころではないという現実もあるようだ。**図表6**は、武蔵野赤十字病院の月別の紹介患者の状況を見たものであり、直近ではだいぶ回復傾向にあるものの、以前の水準には及ばない。

　内訳を見ると、5月は紹介をたくさんしてくださるヘビーユーザーからの紹

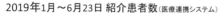

図表6

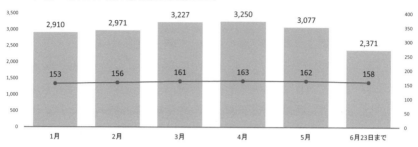

2019年1月〜6月23日 紹介患者数(医療連携システム)

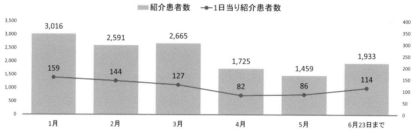

2020年1月〜6月23日 紹介患者数(医療連携システム)

武蔵野赤十字病院作成資料を基に筆者作成

　介が大幅に減少した一方で、レディースクリニックからの紹介が例年よりも多かった。これは、里帰り出産ができなくなった影響かもしれない。なお、6月の回復基調にある現在は、ヘビーユーザーからの紹介が戻ってきており、病院としては紹介元別の管理を今まで以上に徹底することが望ましい。

　とはいえ、それでも以前の水準には達しない病院がほとんどだろう。手術枠の制限は、今はほとんどの病院でしていないが、以前の8割程度の稼働水準となっているようだ。今まで無理をして手術枠を奪い合っていたのが、枠通りの運用に落ち着いている。だとすると、手術延期を取り戻そうとハッピーマンデーや土曜日の手術を検討したところで、需要は追い付かないかもしれない。

　もしも患者数が戻らないのならば、救急医療管理加算等の算定率を向上させるなど真水の増収を探す努力をしなければ、病院の財務状況を安定させることはできない。

　さらに今、私が考えているのが病棟再編成によりハイケアユニットを設置することだ。新型コロナウイルス患者を受け入れた病院を中心に、空床確保のためにほぼ空の病棟があるだろう。一時的に病棟閉鎖をした病院は、少なくない。そこをハイケアユニットに転用し、届出を行うという選択である。そして、予定手術後の患者を当該病棟に入れて、集中管理を行う。

　2020年度診療報酬改定で、C項目の見直しにより「重症度、医療・看護必要度」が大幅に上昇した病院が多いと予想される。だとしたら、ハイケアユニットを作っても、一般病棟の「重症度、医療・看護必要度」は基準をクリアできるだろうし、重症度の緩和のために重点的な看護師配置も有効だろう。稼働率が低い今だからこそ、思い切った病棟再編成を行うことができるタイミングだと考えている。

　そして仮に、第2波が襲来した際には、その治療室に新型コロナウイルス患者を収容することも視野に入れている。その場合には3倍の報酬を得られる可能性もあるし、場合によってはコロナ病棟にしてしまうという選択もあるだろう。また、2020年度改定で特定集中治療室管理料の全てにSOFAスコアの提出が義務化され、やがてこのデータが制度設計に影響を及ぼすはずだ。その際には、心臓血管外科などを除くがんなどの予定手術後の患者は、ICUでなくともハイケアユニットで十分という議論になるかもしれない。そのための備えとしても、ハイケアユニットの設置は有効だと考えている。

　一方で、2020年度改定で「重症度、医療・看護必要度」の基準（2）「B14・15で、A項目1点かつB項目3点以上」が削除され、基準クリアが厳しいという病院もあるだろう。その場合はこの選択肢はあり得ないので、地域包括ケア病棟を増加させるという選択になるかもしれない。病院によっては、地域医療構想や総合入院体制加算との絡み等があり、地域包括ケア病棟を設置することをためらうかもしれないが、今は患者数確保が個々において最優先であり、急性期の看板にこだわることなく、今こそ思い切った転換をする時期ではないだろうか。

　医療機関は、営利組織ではなく、お金儲けのために存在するわけではない。とはいえ、存続し成長するためには、一定の利益が必要であることは言うまで

もない。今、私たちが考えるべきなのは、短期的な窮地から病院を救うことであり、ハイケアユニットはその選択肢の1つである。ただし、病院によって置かれている状況は異なるため、その他の選択肢も模索することが望ましい。財務状況が厳しいことを嘆いても何も変わらないし、むしろ働く職員の気持ちを考えれば、逆効果かもしれない。

　補助金で穴埋めされることに期待する病院も多いだろうが、他にも財源が必要な領域は多数あり、医療だけをことさら手厚くする余裕は国にないだろう。大切なことは、私たちの社会的使命を全うするために、他人頼みでなく、前に向かって自ら思い切って動いてみることだ。

1-4

変化する重症の定義に合わせた病棟構成へ発想の転換を

（CBnews マネジメント 連載第 130 回 2020 年 8 月 24 日）

　新型コロナウイルス感染症の重症患者数は、4 月末をピークに一度減少しかかったものの、8 月に入り再び増加傾向にある。これは、第 2 波の襲来であり、現在は無症状の若者を中心に罹患しているが、今後、高齢者に広がるとの見方もある。

　そんな中で、日々報道される重症患者の定義が地域によって異なっていることが明らかになった。重症患者が増加傾向にある大阪府では、ECMO、人工呼吸器装着患者に加え、ICU 等の集中治療室に入室した患者が重症者であるという報告がされており、これは国の定義と一致している。

　一方で、東京都では ECMO と人工呼吸器の装着患者のみを重症と定義し、ICU に入室したからといって必ずしも重症者としての報告をしていなかった。確かに、陰圧室が ICU にしかないから非重症者を入室させることもあり、厳密に考えれば ICU ＝重症ではないと言える。

　これは重症患者数の比較可能性を重視するか、あるいは実態を明らかにするかという議論に通じるものであり、いずれが正しいということでもないだろう。ただし、最終的には都道府県間の比較可能性を担保するために、東京都は国の基準に統一することになった。

　この重症という定義は、我々を取り巻く環境においてもしばしば変更されるものである。診療報酬改定ごとにその考え方が変わり、我々は一喜一憂しがちである。また、重症の定義が変われば、病院の行動も変わる可能性がある。

　例えば、ICU における重症の定義は、2016 年度診療報酬改定前は「A 得点 3 点以上」かつ「B 得点 3 点以上」であったものが、改定後は「A 得点 4 点以

図表 1

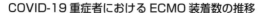

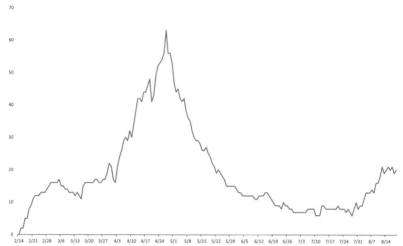

COVID-19 重症者における ECMO 装着数の推移

NPO 法人 日本 ECMOnet、「COVID-19 重症患者の集中治療の状況」

上」かつ「B 得点 3 点以上」に改められている。2016 年度改定では、「動脈圧の測定」が 2 点とされ重み付けが行われたことから、従来、手術室で A ラインを抜いて ICU に入室してきた患者について、ICU まで A ラインを留置するという病院も増加した。今後、SOFA スコアに重症の定義が変われば、定時手術後の患者を ICU に入れることが難しくなるかもしれない。

　また、2020 年度診療報酬改定では、一般病棟入院基本料の「重症度、医療・看護必要度」で従来基準 (2) とされてきた「B14・15 に該当する患者であって A 得点 1 点以上かつ B 得点 3 点以上」が削除された。経過措置期間は 9 月末までの予定が、2020 年度末まで延長される方向性が示されており、ここでも一喜一憂する病院が出てくるだろうが、この改定は診療密度が高くない高齢者は重症ではないという意味合いだろう。

　このように重症の定義は変化してきたし、今後はより抜本的な変更が行われることだろう。ただ、不変の法則があり、それが急性期として生き残るために求められることだ。

　法則とは、まず手術を施行する患者を獲得することだ。手術といっても内視鏡や経皮的なものから、全身麻酔を伴う侵襲性の高い術後に全身管理が必要なものまで様々であり、それにより重症かどうかは異なる。ただ、時代は低侵襲に向かっており、だとすれば必要病床数は減少していくことだろう。

　もう1つが救急患者、特に救急車で搬送される患者を獲得することであり、そのためには体制整備が不可欠になる。もちろん救急車でなく、ウオークイン患者でも構わないが、より重症者が多くなるのが救急車である。特に予後が悪く、マンパワーが不足しがちな病院が増加する、週末の救急対応が重要である。そもそも週末は空き病床があるわけだし、コロナ禍でも対応可能で、すぐ結果につながる施策でもある。

　ただ、いずれも集中治療を行い、早く帰さなければ重症の定義から外れてしまう。特に救急患者は治療終了後も在院日数が長引きがちであるから、早期の転院などが期待される。病床が空いていると稼働率を優先したくなり、それが短期的には収支改善につながることもあるだろうが、中・長期的にはそのような対応をする病院は急性期の重症患者を診ていないという評価が下されるかもしれない。

　そして我々、病院経営者にはこの患者像に見合った病棟構成を考え、実現することが求められている。自院が有する機能と病棟にミスマッチが起きればやがて破綻するし、それが財務的にも支障を来す。赤字病院の多くが、現実的な病棟編成を行えていない。また、看護師等の人員配置は機能と線形関係にあり、高機能な病院ほど多くの職員が必要になるが、そこに不釣合いがあっても収支は悪化する。

　当たり前のことだが、その意思決定ができない病院が多いのは残念なことだ。なお、既存の病床数、看護師数等にこだわらずに柔軟な思考を持つべきである。前述したように、低侵襲化が進めば病床は不要になるわけだし、コロナ前のように患者数が戻らないならば、ダウンサイズに合わせて集中治療室の整備を図るなど、発想の転換が求められる。

　ただ、病棟構成は単に病棟単位で考えればよいということではない。機能分化は病棟単位よりも病院単位で求められているからだ。病院として、今後の方向性を見定める必要がある。

　診療報酬改定が示唆してきたように、400床以上の大病院であるのか、「総合入院体制加算」を届け出ているのかなど、形式的ではあるがこれらに照らすことがまずは求められる。そして、地域全体を見据えてどのような役割を果たしていくのか、中・長期的な視点から現実的な意思決定を行うことが、この難局を乗り越える結果につながるだろう。

1-5

より濃厚な治療で医療の質を高め、
この難局を乗り越える

（CBnews マネジメント 連載第 131 回 2020 年 9 月 7 日）

　新型コロナウイルス感染症患者数は落ち着いているように感じられるが、ECMO を装着する全国の重症患者について一時は 1 桁台まで下落したものの、再び増加傾向にある（**図表 1**）。この状況を支える医療機関、特に急性期病院の業績悪化は著しい。**図表 2** は、日本病院会等による 2020 年度第 1 四半期の月別の経営指標である。これを見ると、緊急事態宣言が発出された時期とも重なり、5 月の業績が最も悪い。しかし、2020 年の 5 月は稼働日が昨年よりも 2 日少ない。

　平日が 2 日少なければ、外来収益は減少するし、手術室の平日稼働や入院収益にも、この 2 日減が影響を及ぼす。一方で、6 月は昨年よりも 2 日平日が多いため、昨年 6 月の単月業績は他の月よりも悪かった。つまり、月別でなく一定期間を通算して見るべきであるため、**図表 3** で第 1 四半期全体の業績を見た。

　コロナ患者受入病院の医業利益率は悪化が著しく、影響はより広い範囲に及んでいることがこの**図表 3** から分かる。コロナ患者を受け入れなかった病院も含めて、地域の医療提供体制を支えているからだ。

　ただ、コロナ患者を受け入れた平均 400 床を超える大病院は、もともと財務状況が悪く、キャッシュを持っていない病院も少なくないであろう。本稿では、病院機能別の影響を整理した上で、政府の対応、そしてレセプトの請求、査定状況に触れ、今後の病院経営について考察する。

　図表 4 は、入院料別の経営指標であり、全病床の 60％以上を占める入院料で分類している。ここから一般病棟入院基本料算定病院（以下、一般病院）、特

図表1

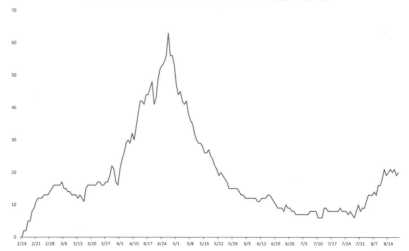

COVID-19 重症者における ECMO 装着数の推移

NPO 法人 日本 ECMOnet、「COVID-19 重症患者の集中治療の状況」

図表2

	有効回答全病院（n=1,407）								
	2019年4月	2020年4月	収益増減	2019年5月	2020年5月	収益増減	2019年6月	2020年6月	収益増減
医業収益	514,154	465,951	-9.4%	515,398	436,464	-15.3%	516,334	492,086	-4.7%
医業利益	7,374	-42,279	-	20,102	-36,488	-	-32,745	-59,514	-
医業利益率	1.4%	-9.1%	-	3.9%	-8.4%	-	-6.3%	-12.1%	-
	コロナ未受け入れ病院（n=929）								
	2019年4月	2020年4月	収益増減	2019年5月	2020年5月	収益増減	2019年6月	2020年6月	収益増減
医業収益	265,621	250,086	-5.8%	271,701	240,691	-11.4%	287,814	278,933	-3.1%
医業利益	6,159	-11,870	-	11,284	-8,553	-	-11,848	-21,435	-
医業利益率	2.3%	-4.7%	-	4.2%	-3.6%	-	-4.1%	-7.7%	-
	コロナ受け入れ・準備病院（n=478）								
	2019年4月	2020年4月	収益増減	2019年5月	2020年5月	収益増減	2019年6月	2020年6月	収益増減
医業収益	986,621	876,315	-11.2%	972,891	803,989	-17.4%	988,310	932,322	-5.7%
医業利益	9,685	-100,088	-	36,656	-88,932	-	-75,905	-138,161	-
医業利益率	1.0%	-11.4%	-	3.8%	-11.1%	-	-7.7%	-14.8%	-

日本病院会・全日本病院協会・日本医療法人協会、「新型コロナウイルス感染拡大による病院経営状況の調査　2020 年度第 1 四半期」を基に作成

図表3

	有効回答全病院（n=1,407）		コロナ未受け入れ病院（n=929）		コロナ受け入れ・準備病院（n=478）	
	2019年4〜6月	2020年4〜6月	2019年4〜6月	2020年4〜6月	2019年4〜6月	2020年4〜6月
医業収益	1,545,886	1,394,501	825,136	769,710	2,947,822	2,612,626
医業利益	-5,269	-138,281	5,595	-41,858	-29,564	-327,181
医業利益率	-0.3%	-9.9%	0.7%	-5.4%	-1.0%	-12.5%

平均病床数　266床　　　　　　　　平均病床数　188床　　　　　　　　平均病床数　418床

日本病院会・全日本病院協会・日本医療法人協会、「新型コロナウイルス感染拡大による病院経営状況の調査　2020年度第1四半期」を基に作成

図表4

入院料別経営指標の比較

	一般病棟入院基本料,n=742		特定機能病院入院料,n=26		地域包括ケア病棟入院料,n=22	
	2019年4〜6月	2020年4〜6月	2019年4〜6月	2020年4〜6月	2019年4〜6月	2020年4〜6月
医業収益	2,134,849	1,915,658	8,476,332	7,419,851	288,018	264,538
医業利益	-27,810	-223,332	137,833	-719,598	-5,340	-29,756
医業利益率	-1.3%	-11.7%	1.6%	-9.7%	-1.9%	-11.2%

	回復期リハビリテーション病棟,n=51		療養病棟入院基本料,n=249		精神病棟入院基本料,n=34	
	2019年4〜6月	2020年4〜6月	2019年4〜6月	2020年4〜6月	2019年4〜6月	2020年4〜6月
医業収益	479,698	479,433	456,558	431,672	594,710	573,350
医業利益	54,420	43,473	18,187	-4,819	10,142	-5,288
医業利益率	11.3%	9.1%	4.0%	-1.1%	1.7%	-0.9%

日本病院会・全日本病院協会・日本医療法人協会、「新型コロナウイルス感染拡大による病院経営状況の調査　2020年度第1四半期」を基に作成。全病床数の60%以上を占める入院料で分類している

定機能病院入院基本料、地域包括ケア病棟入院料・入院医療管理料算定病院の医業利益率の悪化が顕著である。

　地域包括ケア病棟については、わずか22病院のデータではあるが、当該病棟を60%以上保有しているということは、急性期的な使い方をする病院もあると予想され、急性期機能を有する病院ほど業績が悪いということであろう（ただし、回復期・慢性期については急性期からの転院が多くなるため、7月以降に影響が出てくる可能性もある）。初診紹介患者数が減少したことに加え、不急の予定手術を遅らせた影響が大きいものと予想される。

　図表5は、特定機能病院および一般病院の初診紹介患者数であり、コロナの影響が色濃く出ている。紹介元に患者が戻っていないことに加え、特にコロナ患者を受け入れている病院には「紹介しづらい」という開業医も多かったのではないだろうか。6月には若干戻りつつあるものの、以前の水準には及ばな

図表5

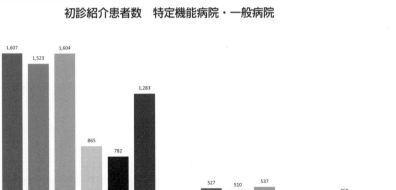

初診紹介患者数　特定機能病院・一般病院

■2019年4月　■2019年5月　■2019年6月　■2020年4月　■2020年5月　■2020年6月

日本病院会・全日本病院協会・日本医療法人協会、「新型コロナウイルス感染拡大による病院経営状況の調査　2020年度第1四半期」を基に作成

い。

　図表6は手術件数を見たもので、定例手術は大幅に減少したが、緊急手術は前年度並みと捉えてよいだろう。多くの病院では定例手術の件数こそ減少したが、より大きな手術にシフトする傾向もあり、このことが入院診療単価の向上につながっている。

　図表7は内視鏡・血管造影の状況で、こちらは予定・緊急の別が示されていないが、血管造影の減少幅が小さいことから緊急対応は適切に行われたものと予想できる。この緊急事態の中でも、急性期病院が適切な対応を図った証しであり、医療職の良心が医療提供体制を支えた結果である。

　なお、このような医療機関に対して、政府は第2次補正予算等で手厚い対応をしてくれている（**図表8**）。特に、新型コロナウイルスに関する病床確保では、重点医療機関・協力医療機関について4月1日以降、ICU30.1万円、HCU21.1万円、その他の病床は5.2万円を、さらに一般の医療機関にはICU 9.7万

図表6

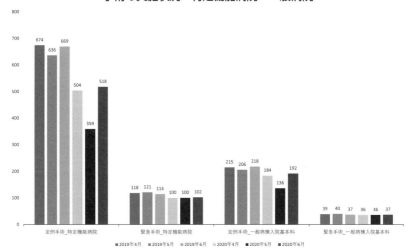

手術の実施状況　特定機能病院・一般病院

日本病院会・全日本病院協会・日本医療法人協会、「新型コロナウイルス感染拡大による病院経営状況の調査　2020年度第1四半期」を基に作成

図表7

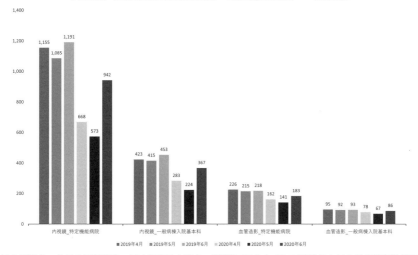

内視鏡・血管造影の実施状況　特定機能病院・一般病院

日本病院会・全日本病院協会・日本医療法人協会、「新型コロナウイルス感染拡大による病院経営状況の調査　2020年度第1四半期」を基に作成

図表8

（参考）
二次補正予算案における医療機関支援の概要

○ 新型コロナ感染症の事態長期化・次なる流行の波に対応するため、新型コロナ対応を行う医療機関に対する支援と併せて、その他の医療機関に対する支援を実施

一次補正での対応 → 医療提供体制整備等の緊急対策	二次補正での対応 → 事態長期化・次なる流行の波への対応
①新型コロナ緊急包括支援交付金の創設（国費1490億円） ・診療報酬では対応が困難な、空床確保、宿泊療養の体制整備、応援医師等派遣などを支援	①新型コロナ緊急包括支援交付金の増額及び対象拡大（全額国費により措置）　16,279億円 ・既存の事業メニューについて、事態長期化・次なる流行の波への対応として増額　3,000億円 　※ このほか、一次補正の都道府県負担分（1,490億円）を国費で措置 ・新規の事業メニューとして、以下の事業を追加　11,788億円 　① 重点医療機関（新型コロナ患者専用の病院や病棟を設定する医療機関）の病床確保等 　② 患者と接する医療従事者等への慰労金の支給 　③ 新型コロナ疑い患者受入れのための救急・周産期・小児医療機関の院内感染防止対策 　④ 医療機関・薬局等における感染拡大防止等の支援
②診療報酬の特例的な対応　（一次補正とは別途の措置） ・重症の新型コロナ患者への一定の診療の評価を2倍に引き上げ ・医療従事者に危険手当が支給されることを念頭に、人員配置に応じて診療報酬を引き上げ ・一般の医療機関でも、新型コロナ疑い患者に感染予防策を講じた上で診療を行った場合に特例的な評価　　等	②診療報酬の特例的な対応（二次補正とは別途の措置） ・重症・中等症の新型コロナ患者への診療の評価の見直し（3倍に引き上げ） ・重症・中等症の新型コロナ患者の範囲の見直し（医学的な見地から急性期管理が必要な者を追加）等
③マスク、ガウン、フェイスシールド、消毒用エタノール等の確保、医療機関への配布、人工呼吸器の輸入・国内増産による確保	③マスク、ガウン、フェイスシールド、手袋等の確保、医療機関等への配布　4,379億円 　※ この他、新型コロナウイルス感染症予備費により1,680億円を措置
	④PCR等の検査体制のさらなる強化 ・地域外来・検査センターの設置、研修推進、PCR・抗原検査の実施　366億円 ・PCR検査機器の整備、相談センターの強化　〔新型コロナ緊急包括支援交付金の内数〕 ・検査試薬・検査キットの確保　179億円 ・抗体検査による感染の実態把握　14億円　　等
④福祉医療機構の優遇融資の拡大 ・償還期間の更なる延長（10年→15年） （予備費（第二弾）で措置） ・貸付限度額の引上げ（病院：貸付対象外→7.2億円、診療所300万円→4000万円） ・無利子・無担保融資の創設（利子・担保あり→無利子枠：病院1億円、診療所4000万円、無担保枠：病院3億円、診療所4000万円）　等	⑤福祉医療機構の融資の拡充等　貸付原資として1.27兆円を財政融資 ・貸付限度額の引上げ ・無利子・無担保融資の拡大 ・6月の資金繰り対策としての診療報酬の概算前払い

2

円、重症者・中等症者病床4.1万円、その他の病床1.6万円の補填をしてくれることになった。ただし、現状は入金待ちの状態で、多くの都道府県では9月中を目途に対応が行われる予定だという。「政府の対応が遅い」という声も聞こえてくるが、極めて迅速な異例の対応だと捉えるべきである。

　そもそも持続化給付金では、前年の売上から半分以下になった場合に申請可能な対応となっており、同列に比較すべき対象ではないとはいえ、医療機関への手厚い対応に我々は感謝しなければならない。

　さらに**図表9**は、支払基金における全国の審査状況であり、今年度5月分は請求件数そのものが少なかったが、査定の減少幅はそれを上回る結果であった。コロナで適切な審査が行えなかったという面もあるだろうが、闘う医療機関を支援してくれたものであり、今後しばらくこの状況が続くことを期待したいものだ。ただし、都道府県によって対応は様々である（**図表10**）。

　この数カ月でレセプト件数は前年、前々年同月と比べて減少しているが、特に外来の減少幅が大きい結果であった。受診抑制が影響しているからであり、

図表9

支払基金における審査状況　件数及び対前年増減率（医科、全請求者分）
原審査　全国の状況

	R1.5	R2.5	増減
請求	51,149,531	38,792,230	-24.2%
査定	668,453	460,192	-31.2%

社会保険診療報酬支払基金　支払基金における審査状況　令和2年5月審査分—医科—を基に作成

図表10

支払基金における審査状況　件数　対前年増減率（医科、全請求者分）
原審査　都道府県別

都道府県番号	都道府県名	請求（%）	査定（%）
13	東京都	▲ 33.6	▲ 71.9
11	埼玉県	▲ 30.7	▲ 68.3
12	千葉県	▲ 30.3	▲ 25.0
14	神奈川県	▲ 28.8	▲ 76.8
18	福井県	▲ 27.4	2.5
28	兵庫県	▲ 27.0	▲ 27.9
27	大阪府	▲ 26.7	▲ 28.9
17	石川県	▲ 26.1	▲ 22.4
19	山梨県	▲ 25.2	4.5
8	茨城県	▲ 24.8	▲ 17.0
16	富山県	▲ 24.3	▲ 14.0
21	岐阜県	▲ 23.9	▲ 22.1
20	長野県	▲ 23.8	▲ 13.1
25	滋賀県	▲ 23.1	10.8
40	福岡県	▲ 22.9	▲ 30.4
23	愛知県	▲ 22.6	▲ 12.2
26	京都府	▲ 22.6	▲ 10.0
9	栃木県	▲ 22.1	3.9
10	群馬県	▲ 21.8	5.9
34	広島県	▲ 19.8	▲ 18.6
30	和歌山県	▲ 19.6	▲ 9.7
37	香川県	▲ 19.3	23.6
36	徳島県	▲ 19.2	▲ 19.4

都道府県番号	都道府県名	請求（%）	査定（%）
1	北海道	▲ 19.2	▲ 9.2
33	岡山県	▲ 18.3	▲ 6.3
15	新潟県	▲ 18.3	9.3
44	大分県	▲ 18.2	▲ 10.6
24	三重県	▲ 18.1	▲ 15.0
4	宮城県	▲ 17.6	▲ 2.1
43	熊本県	▲ 17.4	▲ 10.5
22	静岡県	▲ 17.3	▲ 9.8
29	奈良県	▲ 17.2	▲ 12.1
38	愛媛県	▲ 17.2	2.7
39	高知県	▲ 17.1	▲ 6.7
47	沖縄県	▲ 17.1	2.7
7	福島県	▲ 16.9	4.2
41	佐賀県	▲ 16.0	▲ 29.5
6	山形県	▲ 16.0	1.3
2	青森県	▲ 15.5	5.6
35	山口県	▲ 15.1	▲ 5.1
31	鳥取県	▲ 15.1	3.9
5	秋田県	▲ 13.8	12.8
42	長崎県	▲ 12.3	▲ 11.8
32	島根県	▲ 11.1	▲ 5.4
46	鹿児島県	▲ 11.1	▲ 5.1
3	岩手県	▲ 9.8	▲ 1.0
45	宮崎県	▲ 9.2	▲ 4.7

社会保険診療報酬支払基金　支払基金における審査状況　令和2年5月審査分—医科—を基に作成

図表11

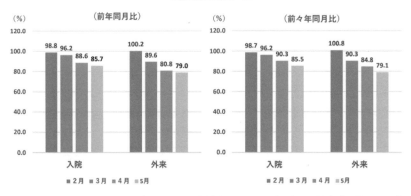

新型コロナウイルス感染症による医療機関の患者数の変化②（医科のうち入院・外来別）

○ レセプト件数の前年、前々年同月比で見ると、入院、外来ともに減少しているが、外来の減少幅の方が大きい。

医科のうち入院・外来別レセプト件数
（支払基金＋国保連データ）

※1　社会保険診療報酬支払基金ホームページの統計月報及び国民健康保険中央会ホームページの国保連合会審査支払業務統計によるレセプトの確定件数を基に、厚生労働省で前年同月比と前々年同月比を機械的に算出。

中央社会保険医療協議会資料より

　今後、重症化しての受診となる可能性もある（**図表11**）。ただ、以前と同じ状況にすぐに戻る気配はない。とはいえ、件数が減少した分、多くの病院では1人当たりの単価が入院・外来共に増加しており、過去最高を記録したケースも多いだろう。

　高単価が儲かるわけでないわけだが、より病院らしい、さらに急性期らしい証しであることは間違いがない。患者数を追うのではなく、より濃厚な治療を行い、医療の質を高めることが期待されている。今は国を挙げて医療機関を守るべきときだと考えるが、国の庇護に頼るだけでなく、自助努力を惜しむべきではない。コロナだから業績悪化は致し方ないと考える病院経営者はいないだろうが、厳しい財政状態の中、甘えは許されない。創意工夫でこの難局を乗り越え、明るい未来を自らつかみ取ることが求められている。

1-6

戻らない「待てる手術」をどう考えるか

（CBnews マネジメント 連載第 132 回 2020 年 9 月 28 日）

　新型コロナウイルスの影響により、病院、特に急性期病院の 2020 年度第 1 四半期の業績が、対前年度比で悪化していることを **1-5**「より濃厚な治療で医療の質を高めこの難局を乗り越える」で示した。業績悪化には、初診紹介患者数と予定手術件数の減少が大きく影響していた。その後、日本病院会等の追加調査から 2020 年 7 月の診療実績が明らかになり、これ以前よりも改善傾向にはあるものの、いまだ低調であることが明らかになった。

　図表 1 は、同じく日本病院会等の調査による 4 月から 7 月までの手術実績である。緊急事態宣言が解除された後も以前の状態には戻っておらず、9 月が終わろうとしている現在も同じ状況が続いている病院は多いだろう。

　この 10 月からは 2022 年度診療報酬改定に向けて、DPC 特定病院群の実績評価期間が始まる。当該評価では、大学病院本院の最低値（明らかな外れ値を除く）が基準値となるため、新型コロナウイルス感染症患者を多数受け入れている大学病院本院が、どのような実績を示すか不明確であることに加え、各病院の実績そのものも極めて低調に推移することが予想される。

　手術件数等について国は、臨時的な取扱いとして新型コロナ感染症患者を受け入れた病院については「基準を満たしているものとして取り扱う」という配慮をしてくれたし、2021 年度機能評価係数 II でも、コロナ患者を受け入れた期間については震災等の特例と同様の取扱いになるだろう（結果的に 2021 年度の機能評価係数 II は据置きとされた）。

　しかし、これから秋冬にかけて第 3 波が襲来するかもしれないし、この状態

図表 1

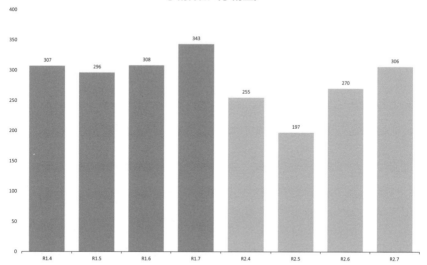

手術件数（手術室）

日本病院会・全日本病院協会・日本医療法人協会「新型コロナウイルス感染拡大による 2020 年 7 月分病院経営状況調査」を基に作成

が続く中で適切な実績評価ができるのかという疑義も生じる。とはいえ、DPC 特定病院群の入替えを行わなければ、それは不平等でもあり、制度としてどのような対応をするかは今後の議論次第になる。ただ、病院としてはどのような環境下であろうとも、実績を積むべく努力を惜しんではならない。手術実績は DPC 特定病院群の評価だけでなく、そもそも急性期病院の診療収益にとって極めて重要な要素であるからだ。

　本稿では、医療機関群、あるいは病床規模別等の手術実績を踏まえ、「戻らない手術」をどう考えるか、私見を交えて言及する。

　急性期病院にとって手術は極めて重要だが、手術実績は外科の評価のため「内科を軽んじている」と感じる方もおられるかもしれない。**図表 2** は、千葉大学病院における「退院患者に占める手術患者割合」を診療科別に見たものであり、内科系診療科も上位にあることが分かる。手術室における手術は少ないが、今日の内科では侵襲的な治療が行われることが一般的であり、これは千葉

図表2

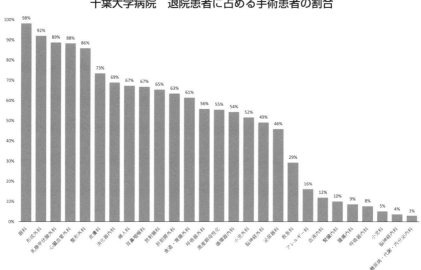

千葉大学病院　退院患者に占める手術患者の割合

大学病院に限ってのことではないだろう。

　さらに**図表3**は、千葉大学病院の週別の新入院患者数と手術実績を見たものであり、手術実績が回復することにより、新入院患者は戻ってきていることが分かる。退院患者に占める手術割合・全身麻酔割合を医療機関群等別で集計すると**図表4**になり、急性期病院では手術実施が新入院患者の獲得と直結することが分かる。また、同指標を病床規模別で見たものが**図表5**で、自院の機能と規模を参考に自らの立ち位置を把握することが、今後の新入院患者数回復への一助となるであろう。

　急性期病院では、新入院患者の獲得に手術が重要な意味を有することはもちろん、診療収益にも大きな影響を及ぼす。**図表6**は入院診療単価に占める手術料等の割合を見たものであり、高単価の病院ほど手術料の割合が高くなる傾向にある。ただし、高単価であることが儲かるわけではないのだが、低単価の急性期医療など存在し得ない。さらに高度急性期ほど診療単価はより高くなる。

　だとすれば、急性期の評価として手術は極めて重要であるし、2020年度診

図表３

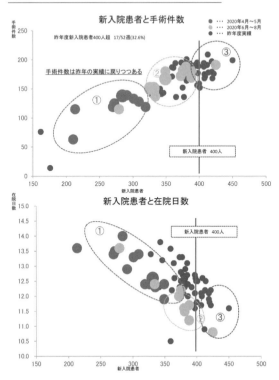

千葉大学病院経営企画課作成

図表４

医療機関群等別　退院患者に占める
手術割合・全身麻酔割合

医療機関群等	手術割合	全身麻酔割合
大学病院本院群	52%	26%
DPC特定病院群	48%	23%
DPC標準病院群	43%	19%
出来高算定病院	35%	13%

図表５

病床規模別　退院患者に占める
手術割合・全身麻酔割合

病床規模	手術割合	全身麻酔割合
100床未満	34%	13%
100～199床	40%	17%
200～299床	42%	18%
300～399床	45%	21%
400～499床	46%	21%
500～599床	47%	22%
600床以上	50%	24%

図表6

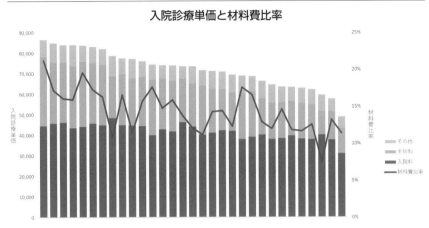

入院診療単価と材料費比率

第8回　病院経営戦略研究会資料より

療報酬改定で「重症度、医療・看護必要度」のＣ項目を手厚く評価した方向性とも整合性が図れるだろう。

　ただ、これだけ大切な手術が「戻ってこない」という現実がある。新型コロナ感染症患者受入れの有無、立地などの病院機能によるところはあるが、全身麻酔手術は回復傾向にあり、局所麻酔手術がかなり出遅れている（**図表7**）。多くの施設が同じ傾向にあるようだ。

　緊急度が高く命に関わる治療はどのような状況でも実施されるが、「待てる手術」については、この環境下では敬遠されているのだろう。新型コロナ感染症患者を「受け入れる病院」から「そうではない病院」へと一部シフトする動きもあるが、患者はQOLよりも感染の回避を優先しているのかもしれない。

　実際、感染者数のピーク後に、手術件数そのものは伸び悩んでいるが実施率が上がり、かつ入院延べ患者数の減少により、入院診療単価が過去最高を記録した病院も多いはずである。ただし、新入院患者数は元に戻らず、結果として病床稼働率が低調であることが問題なのは明らかだ。これは、高稼働率でないと収支のバランスが取れない診療報酬体系であることに関係している。

　私が関わる病院の立場から、重症ではない患者を増やすよりも重症症例に特化し、高単価を維持することが高度急性期らしい生き方だと考えている。そし

図表7

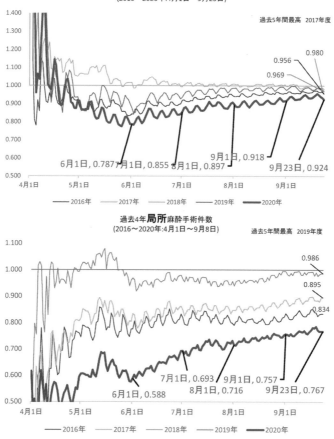

千葉大学病院　手術の実施状況

過去4年**全身**麻酔手術件数
(2016〜2020年:4月1日〜9月23日)

過去5年間最高　2017年度

0.980
0.956
0.969

6月1日, 0.787　7月1日, 0.855　8月1日, 0.897　9月1日, 0.918　9月23日, 0.924

――― 2016年　――― 2017年　――― 2018年　――― 2019年　――― 2020年

過去4年**局所**麻酔手術件数
(2016〜2020年:4月1日〜9月8日)

過去5年間最高　2019年度

0.986
0.895
0.834

6月1日, 0.588　7月1日, 0.693　9月1日, 0.757　8月1日, 0.716　9月23日, 0.767

――― 2016年　――― 2017年　――― 2018年　――― 2019年　――― 2020年

千葉大学病院　経営企画課作成

て、これに合わせた費用構造に転換していく道を模索することが望ましい。医療政策においても、高難度手術をさらに評価し、入院初期の入院料を大幅にアップするなど、高単価、低稼働率で収支が均衡できる診療報酬体系を整備してほしいものだ。それが新型コロナウイルス患者を受け入れた病院に対しての、評価につながるのではないだろうか。

1-7

いよいよ本格稼働の時、強きはより強く弱きは衰退へ

(CBnews マネジメント 連載第 134 回 2020 年 10 月 26 日)

　国は第二次補正予算の予備費を用いて、新型コロナウイルス患者を受け入れる病院のさらなる支援を決定し、医療提供体制の維持のため本格的に財源を投入している。重点医療機関である特定機能病院等について、稼働・休止病床の「病床確保料」の上限を、ICU については 13.5 万円を増額して 43.6 万円に、その他の病床についても 2.2 万円引き上げて 1 日当たり 7.4 万円となった。「実際の入院診療単価はより高い水準にある」という病院も多いだろうが、それは手術等を実施して多くの材料を投入した結果であり、国の配慮は相当な水準にあると捉えるべきである（**図表 1**）。

　夜の街の飲食店は週末でも人影はまばらで明かりが減り、「テナント募集中」になってしまったビルも多い。結果として、コロナによる雇止めは 6 万人を超える水準にまでなってしまったし（**図表 2**）、航空業界では ANA が過去最悪の 5,000 億円規模の赤字になる見込みで、「冬の賞与ゼロ」という報道も出ている。役割が異なるとはいえ、私たち医療関係者は国の補填に感謝しなければならない。

　なお、交付額はすでに決定している都道府県もあれば、いまだ申請中で決定していない地域もあるようだ。ただ、交付額が決定している都道府県に立地する病院でもコロナによる減収額が全て補えるわけではなく、収支均衡には程遠いケースもあるようだ。私が関係する重点医療機関では、損失額の 3 分の 1 程度しか補填されない見込みだ。ただ、病院単位で 5 億円を超える病床確保料が投入されることもあり、国全体で見ると相当規模の財政支援であることは間違いがない。

図表1

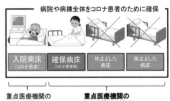

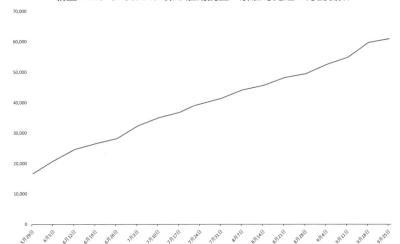

厚生労働省ホームページ（https://www.mhlw.go.jp/content/000650008.pdf）

図表2

新型コロナウイルスに係る雇用調整　解雇等見込み労働者数

厚生労働省、「新型コロナウイルスに係る雇用調整　解雇等見込み労働者数」を基に作成

　とはいえ、いまだ入金がなく、資金繰りが厳しい病院では冬の賞与に支障を来す可能性もあり、1日も早い実行が期待される。さらに、基本は満額補填のようだが、都道府県によっては空床確保の考え方が違うようで、危機を支えた医療機関に対する適切な支援をお願いしたい。

　日本病院会等が調査した7月までの医業利益率について前年度比較を示し、(2020年)4月・5月の最悪の時期から改善傾向にあるものの、いまだ患者数が追い付かず厳しい状況にある。ここでは、その後の状況に触れ、すでに昨年度並みに戻った病院の事例を挙げて、戦略とリーダーシップの重要性について語る。

　図表3は、千葉大学病院の入院・外来別の稼働額で、ようやく9月で前年度超えとなり、当初予算も単月で達成することができた。病床稼働率は下がったが、入院診療単価は上昇している(**図表4**)。また、外来患者数も減少したが、外来診療単価の上昇によって(**図表5**)、トータルではバランスが取れている。千葉大学病院ではコロナ禍でも稼働率優先ではなく、入院期間II以内の退院患者割合にこだわり、積極的な逆紹介による連携強化という方針を強く打ち出してきた。

　コロナ専用病棟の存在も関係するが、稼働率が低く、患者数が少なくても医業収益の向上を図れる良い事例ではないだろうか。ただし、9月はそもそも患者数が多くない月だし、今年については学会がオンライン開催だったことなども関係しているだろうから、決して安心できる水準には至っていない。

　コロナ患者受入れの有無、そして立地と機能によるが、8月までに前年度業績を超えた病院は、相当な緊張感を持って臨んだ実力のある病院なのだろう。重症症例を受け入れ、患者から選ばれる病院だからこそ、一定の稼働額を維持できているものと推測される。もちろん、診療科構成も関係し、小児科、耳鼻咽喉科、消化器内科、眼科、形成外科などの比率が高ければ、入院患者の獲得がさらに難しくなることは間違いがない。

　ただ、全ての医療機関で眼科入院が対前年度比で減少しているかというと、必ずしもそうではなく、好調だったというケースもある。地域と機能に加えて、独自の取組が重要である。「コロナだから仕方ない」と半ば諦めるケース

図表3

2020年4月〜9月入外別稼働額（速報版）

(千円)

入院		2020年度	2019年度	前年比較	外来		2020年度	2019年度	前年比較	入院・外来		2020年度	2019年度	前年比較
	4月	1,662,801	1,879,860	▲ 217,060		4月	1,022,044	1,044,452	▲ 22,408		4月	2,684,845	2,924,312	▲ 239,467
	5月	1,453,990	1,907,434	▲ 453,444		5月	880,590	998,820	▲ 118,230		5月	2,334,580	2,906,254	▲ 571,674
	6月	1,822,903	1,951,127	▲ 128,224		6月	1,079,088	1,018,305	60,783		6月	2,901,991	2,969,432	▲ 67,441
	7月	1,976,474	2,119,938	▲ 143,463		7月	1,098,991	1,120,650	▲ 21,658		7月	3,075,466	3,240,587	▲ 165,122
	8月	2,006,700	2,068,156	▲ 61,456		8月	1,060,637	1,092,957	▲ 32,320		8月	3,067,337	3,161,113	▲ 93,776
	9月	2,005,039	1,921,744	83,295		9月	1,088,654	1,053,319	35,335		9月	3,093,692	2,975,063	118,629
			入院合計→	▲ 920,352				外来合計→	▲ 98,499				入院・外来合計→	▲ 1,018,851

図表4

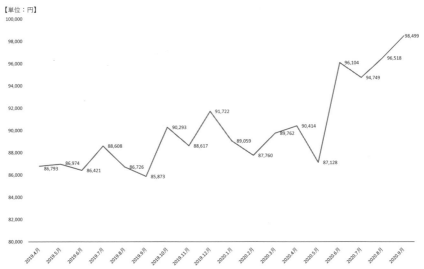

千葉大学病院　入院診療単価

【単位：円】

もあるようだが、コロナ禍でどこまで何ができるかを探索した結果、入院患者を増やした取組は多数存在する。

　では、患者が戻らず業績が低迷する病院はどうしたらよいのだろうか。

　まずは戦略を明確化することだ。何を目指すのか、そこにたどり着くためにどのような取組をするのかを、皆にシンプルに分かりやすく伝える必要がある。コロナ禍で方向性が見えない経営者もいるかもしれないが、職員をどこへ

図表5

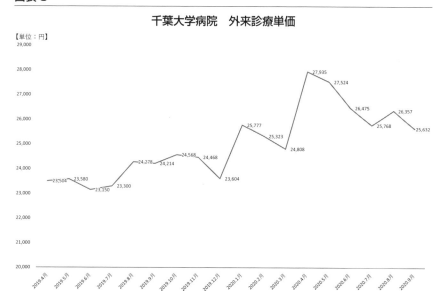

千葉大学病院　外来診療単価

【単位：円】

導くか、どのような医療提供を行っていくかの方向性は、試行錯誤しながらで
も示すべきである。

　その一方で、戻らない新入院患者数への対策として稼働率を最重視するケー
スも各病院ではあるようだが、中長期的には副作用を伴う施策だと私は考えて
いる。安売りをして、見掛け上の患者がいることに安心することは危険だ。現
下の手当てとして、DPC／PDPSの入院期間II以内であれば入院日数の調整
や、「ポリペク」など短期滞在症例や外来化学療法患者の入院化を図るなど、
各医療機関が増収のために様々な短期的施策を考え、実行しているタイミング
だろうが、これらで抜本的に解決するわけではなく、中長期の視点を忘れては
いけない。

　経営戦略の定石は、今ある資源の配分を変更することである。患者を獲得で
きる診療領域に、重点的に「ヒト・モノ・カネ」を再配分することが期待され
る。優先的に用いる病床、手術枠、外来枠などを抜本的に見直すいいタイミン
グだろう。既得権や今までの慣習などにとらわれるべきではない。ピンチを

チャンスに転換するために、今こそ既存の枠組みを打破するときである。

　そして最後は、緊張感を持ち続けられるかどうかだ。**1-1**「悪化する病院経営の復活への道程を焦らずに粛々と」で取り上げたように、コロナ患者を受け入れながら、大垣市民病院は厳しかった4月・5月でも収益を維持し続けている。岐阜県が特定警戒都道府県であったことからすれば、危機にあってもその対応力は極めて素晴らしい。

　コロナで強き者はより強くなり、弱き者は衰退する。今こそ実力が問われる時である。淘汰されないために、まずは自院の実態に合わせた戦略を策定することだ。戦略はオーダーメイドであるから、一律ではない。そして、最後は病院長のリーダーシップだ。組織が緊張感を持ち続けられるかどうかは、トップのリーダーシップに依存する。ただ、戦略とリーダーシップは表裏一体であり、いずれかが欠けても有効に機能しないことは忘れてはならない。

1-8

医療崩壊を目前に、必要な医療の線引きは可能なのか

（CBnews マネジメント 連載第 137 回 2020 年 12 月 14 日）

　新型コロナウイルスの第 3 波で、重症者の人数が過去最多を更新し、死亡者も増加している。コロナ病床の利用率がかなり高まっている地域もあり、医療提供体制はいよいよ逼迫している。旭川市では過去最大規模のクラスターが発生し、自衛隊の医療チームが送り込まれ活動を開始している。大阪にも看護官が派遣された。これ以上患者数が増えていけば、通常の医療提供が行えなくなる危険性をはらんでいる。

　図表 1 に示すように、第 1 波では緊急手術はほぼ前年度並みに実施されたが、緊急事態宣言の時期でもあった 5 月（2020 年）は、定例手術や検査目的の内視鏡等が制限された。緊急手術は生命に直結するため、それを止めなかったことは医療機関の努力の結晶とも言え、第 3 波の今も急性期病院はその心構えではいるものの、地域によっては緊急対応に支障を来すかもしれない。

　私の関連する各病院データを見ても、約 8 割の病院が第 1 四半期の手術・全身麻酔件数が対前年比で低水準にあった。一方でこの時期に、大幅に手術を増やした病院も中には存在する。地域や機能の差もあるが、これは安全管理体制も含めた病院の取組の成果であり、第 3 波の今は見習うべきお手本と言えるだろう。もちろん、眼科、整形外科、形成外科、耳鼻咽喉科など、全国で受診が減少した診療科のウエイトが大きければ、その影響は色濃く出るだろう。ただ、コロナ禍で件数を激減させた病院が多い中で、これらの診療科であってもむしろ増加したケースも存在する。

　不急の予定手術の延期は患者の QOL に影響を及ぼすであろうし、中長期的

図表1

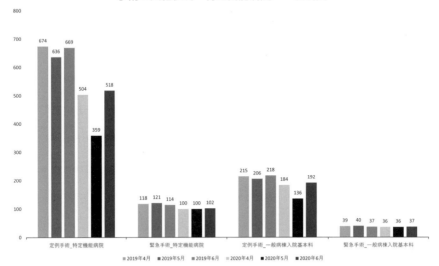

手術の実施状況　特定機能病院・一般病院

日本病院会・全日本病院協会・日本医療法人協会、「新型コロナウイルス感染拡大による病院経営状況の調査　2020年度第1四半期」を基に作成

な生命予後にも影響を及ぼすかもしれない。延期された手術を取り戻そうと手術室、カテーテル室等を高稼働で回しているのが、昨今の病院の状況である。ただ、その手術が不要だったということにはならないだろうし、医療において必要かどうかの線引きは難しい。医療崩壊で「通常の医療」が行えなくなれば、患者の利益が損なわれ、病院業績も著しく悪化する。

　本稿では、稼働額ベースで見た際に、コロナ禍で著しく減少した循環器系疾患に焦点を当て、「通常の医療」とは何か、そして「必要な医療」と「不要な医療」の線引きについて、地域差データを基に言及する。

　まず通常の医療といっても、それは地域によって異なるという現実を我々は直視しなければならない。**図表2**は、人口10万人当たりの循環器学会専門医数と、人口10万人当たりの循環器系疾患の退院患者数を都道府県別に見たものであり、有意に正の相関をしている。つまり、専門医が多数在籍する地域で

図表2

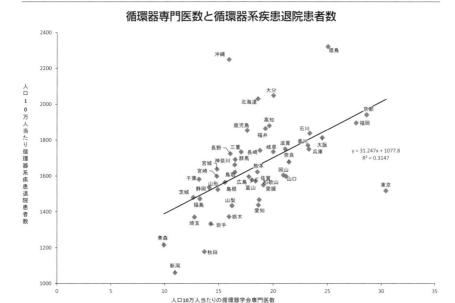

循環器専門医数と循環器系疾患退院患者数

日本循環器学会、DPC 評価分科会データを基に作成

は退院患者数が多くなっている。患者が多い地域に専門医が配置されているという考え方もあるが、医師偏在が強く指摘されている現実を考慮すると、専門医が患者を生み出しているのかもしれない。

　ただ、開業している専門医も多いため、直接、入院医療に関わるわけではないだろうから、横軸を人口10万人当たりの循環器学会研修施設と心臓血管外科学会基幹・関連施設数にすると、さらに相関係数が高くなる（**図表3**）。

　これは、「医師誘発需要」という現象なのかもしれない。供給（医療提供）が充実することにより、患者需要が増大するということだ。医師が集積すれば、より専門的な医療提供が行えるし、細やかな診療が可能になる一方で、過剰な医療提供が行われているのかもしれない。一方で、供給が少ない地域では医療提供が過小であり、満足する水準の医療が行われていない危険性が強く疑われる。

　図表4は、人口10万人当たりの急性心筋梗塞のPCIと、狭心症PCIを都

図表3

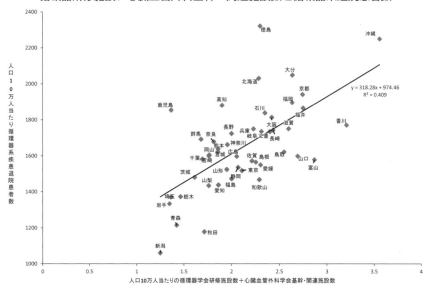

循環器研修施設、心臓血管外科基幹・関連施設数と循環器系退院患者数

日本循環器学会、心臓血管外科専門医認定機構、DPC 評価分科会データを基に作成

道府県別に見たものであり、急性心筋梗塞よりも狭心症 PCI の地域差が著しい。これは急性疾患ではそれほど差がないのに対して、予定入院が全体の8割を占める狭心症では、専門的な施設数で差がついていることを意味する。2017年に日本循環器学会の "Circulation Journal" に掲載された論文の要旨からも、PCI には地域差があり、それは医療提供体制が関係していることが分かる（※1）。

さらに**図表5**は今年、不整脈学会の "Journal of Arrhythmia" に掲載された頻脈性不整脈のカテーテルアブレーションの地域差であり、ここでも地域の不整脈専門医数が鍵を握っているという結果であった（※2）。

多くの専門医は、患者のために最善の医療を提供しようと日夜診療に当たるわけだが、それでも専門医等が少ない地域では、満足な医療提供が行えていない可能性もあるということだ。もちろん、やり過ぎの病院もあるかもしれない

図表4

平成30年度　人口10万人当たり狭心症・急性心筋梗塞PCI件数

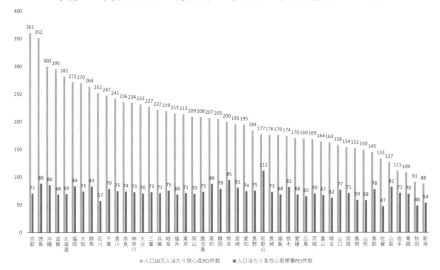

DPC評価分科会資料を基に作成。40歳以上人口を用いている

図表5

平成30年度　人口10万人当たり　頻脈性不整脈カテーテルアブレーション件数

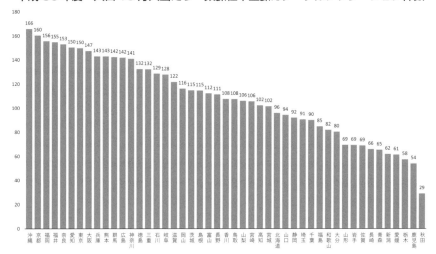

DPC評価分科会資料を基に作成。40歳以上人口を用いている

し、適応についてさらに慎重に検討すべきだという見方もある。

　ただ、上記データは18年度とコロナ前だが、そのときにも「通常の医療」の姿は地域によって異なっていたことになる。これらはいずれも医療提供体制と密接に関わっており、コロナ禍で体制が脆弱になっている今、さらに過小な医療提供に陥っている地域があると推測される。

　医療に地域差があるのは我が国だけでなく、欧米などでも指摘されてきた現象であり、特に予定入院症例に多い傾向がある。その予定入院を、通常の医療が行えなくなったから延期することが望ましいのか、あるいはそうでないのか？　医療の「必要」と「不必要」の線引きを行うことは専門家の間でも意見が分かれるところであり、極めて難しい問題だ。ただ、コロナ禍で通常診療に支障を来し、医療提供体制が脆弱化すれば、コロナ以外の疾患でも死亡率、ADL等の中長期的なアウトカムに影響を及ぼすだろう。

　医療崩壊が目前にある今、通常診療をストップせざるを得ない医療機関があるのはやむを得ない。ただ、コロナ患者を受け入れる病院であっても、平時の状況を維持できるよう最善を尽くし、過小診療にならないよう努力することが、医療の質を維持し、経済性をもバランスさせて、医療崩壊から国民を守ることにつながるのだろう。

（※1）Takahiro Inoue, Hiroyo Kuwabara, Kiyohide Fushimi, Regional Variation in the Use of Percutaneous Coronary Intervention in Japan、Circ J. 2017.

（※2）Takahiro Inoue, Hiroyo Kuwabara, Regional variation in the use of catheter ablation for patients with arrhythmia in Japan, Journal of Arrhythmia, 2020.

1-9
第１波から見えたコロナ禍の戦略

(CBnews マネジメント 連載第 138 回 2020 年 12 月 28 日)

　新型コロナウイルス患者が過去最多を記録し、死亡者数も増加し続け、重症者は過去最多を記録している。決して考えたくないことだが、今後も感染者および重症者が増加するという予想が多いようである。医師会、病院団体、看護協会などから医療提供体制が逼迫しており、もう限界に達しつつあるという叫びが、日夜聞こえてくる。

　そんな中で、各地域で警戒ステージが引き上げられようとしており、千葉県もエリアによってステージを引き上げる方向にある。これに伴い、千葉大学病院は現状の ICU の一部と一般病棟（46 床）に加え、さらに１病棟（46 床）を専用病床として確保する必要が出てくる。国の緊急事態に対して協力すべきなのはもちろんだが、一般病床 800 床のうち１割以上に当たる 100 床程度をコロナ対応に充てるということは、スタッフの疲弊はもちろん、通常診療に支障を来すときが迫りつつある。

　ただ我々には、いついかなるときも地域の医療提供体制を崩壊させない責務があり、それが病院経営にも資することにもなる。そのためにも第１波の状況を分析し、その教訓を活かす必要がある。本稿では、新型コロナウイルス前後の入院患者の状況について 2019 年度と 2020 年度の各第１四半期のデータを用いて検証した上で、コロナで入院する患者の実態に迫り、病院の戦略策定に資する素材を提供していく。

　データは千葉大学病院が開講する、「ちば医経塾」に参加する任意の 30 病院

図表1

コロナ前後の経路別患者数

入院経路	H31.4-R1.6	R2.4-R2.6	増減
予定入院	35,063	27,343	-22%
予定入院手術あり（再掲）	21,915	17,593	-20%
予定入院手術なし（再掲）	13,148	9,750	-26%
緊急入院	31,231	25,612	-18%
救急車搬送入院（再掲）	12,155	10,673	-12%
ウォークイン（再掲）	19,076	14,939	-22%

図表2

診療領域別　退院患者の状況

診療領域	H31.4-R1.6	R2.4-R2.6	増減
その他	957	1,248	30%
血液系	1,873	1,851	-1%
腎・尿路系	5,343	5,126	-4%
乳腺系	861	807	-6%
新生児系	1,377	1,278	-7%
脳神経系	4,276	3,641	-15%
産婦人科系	3,938	3,296	-16%
消化器系	16,209	13,172	-19%
外傷	3,800	3,070	-19%
筋骨格系	2,719	2,195	-19%
循環器系	8,843	6,816	-23%
内分泌系	1,781	1,302	-27%
眼科系	2,950	2,042	-31%
呼吸器系	7,668	5,227	-32%
精神系	117	79	-32%
耳鼻科系	2,642	1,622	-39%
皮膚科系	1,596	975	-39%
小児系	327	199	-39%
全体	67,275	53,946	-20%

を対象としている。ちば医経塾に参加する者は各病院から集まったデータを実名入りで比較し、自らの立ち位置を知り、次なる打ち手を考えている。なお、参加者の一般病床の平均は393床、最大が800床、最小が30床で、地理的には分散しており、DPC対象病院は27病院である。限られたサンプルではあるが、千葉県内だけではなく全国から集まっているため、一定のことが示唆できると考えている。

　図表1は、コロナ前後の退院患者数について入院経路別で見たものである。2020年4月・5月は緊急事態宣言もあり、予定手術を制限した施設が多かったが、実はそれ以上に、「予定入院で手術なし」症例が減少したことから、検査入院等の減少を意味するのだろう。ただ、救急車搬送入院の減少は12％にとどまっており、重症な救急患者の入院受入れは行われたので、今後も救急車搬送入院率は重視すべき指標と言えるだろう。

　図表2は、退院患者の診療領域を見たものだ。全体では20％減だが、それを上回る領域が多数ある中で、「その他」領域はむしろ増加していた。**図表3**

図表３

その他患者の内訳

傷病名	H31.4-R1.6	R2.4-R2.6	増減
その他の感染症（真菌を除く。）	98	486	396%
その他の悪性腫瘍	51	71	39%
移植臓器および組織の不全および拒絶反応	3	3	0%
手術・処置等の合併症	260	236	-9%
敗血症	404	350	-13%
その他の真菌感染症	18	14	-22%
その他の新生物	102	71	-30%
性感染症	6	2	-67%

図表４

コロナ前後で退院患者が減少した傷病名

傷病名	H31.4-R1.6	R2.4-R2.6	増減
インフルエンザ、ウイルス性肺炎	190	14	-93%
急性気管支炎、急性細気管支炎、下気道感染症（その他）	562	71	-87%
喘息	381	96	-75%
ウイルス性腸炎	598	190	-68%
扁桃、アデノイドの慢性疾患	202	67	-67%
上気道炎	285	106	-63%
熱性けいれん	130	49	-62%
慢性副鼻腔炎	187	74	-60%
眼瞼下垂	103	42	-59%
食物アレルギー	485	211	-56%
細菌性腸炎	111	50	-55%
皮膚の良性新生物	118	57	-52%
睡眠時無呼吸	259	132	-49%
耳・鼻・口腔・咽頭・大唾液腺の腫瘍	132	69	-48%
肺炎等	1,816	956	-47%
扁桃周囲膿瘍、急性扁桃炎、急性咽頭喉頭炎	391	217	-45%
呼吸不全（その他）	108	61	-44%
静脈・リンパ管疾患	115	67	-42%
骨軟部の良性腫瘍（脊椎脊髄を除く。）	145	85	-41%
慢性閉塞性肺疾患	170	100	-41%
四肢筋腱損傷	146	86	-41%
胃の良性腫瘍	170	101	-41%
小腸大腸の良性疾患（良性腫瘍を含む。）	1,992	1186	-40%
２型糖尿病（糖尿病性ケトアシドーシスを除く。）	499	299	-40%
骨盤損傷	130	81	-38%
子宮の良性腫瘍	364	232	-36%
閉塞、壊疽のない腹腔のヘルニア	155	99	-36%
前立腺肥大症等	216	141	-35%
閉塞性動脈疾患	603	394	-35%
鼠径ヘルニア	848	562	-34%
白内障、水晶体の疾患	2,185	1464	-33%
妊娠中の糖尿病	108	74	-31%
狭心症、慢性虚血性心疾患	2,919	2003	-31%
膝関節症（変形性を含む。）	239	165	-31%
皮膚の悪性腫瘍（黒色腫以外）	182	126	-31%
その他の新生物	102	71	-30%
頻脈性不整脈	1,058	742	-30%
胸椎、腰椎以下骨折損傷（胸・腰髄損傷を含む。）	329	231	-30%
突発性難聴	125	88	-30%

でその内訳を見ると、感染症が飛躍的に増加しており、今年ならではの現象である。一般的にはコロナ禍により小児系、皮膚科系、耳鼻咽喉科系の患者減少

図表 5

コロナ前後で退院患者が増加した、あるいは微減の傷病名

傷病名	H31.4-R1.6	R2.4-R2.6	増減
その他の感染症（真菌を除く。）	98	486	396%
多発性骨髄腫、免疫系悪性新生物	141	165	17%
腎腫瘍	170	197	16%
頭頸部悪性腫瘍	357	406	14%
腎盂・尿管の悪性腫瘍	190	216	14%
骨髄異形成症候群	179	203	13%
非ホジキンリンパ腫	747	834	12%
急性腎不全	123	136	11%
膀胱腫瘍	757	812	7%
急性膵炎	243	253	4%
徐脈性不整脈	766	779	2%
非外傷性頭蓋内血腫（非外傷性硬膜下血腫以外）	513	505	-2%
分娩の異常	318	313	-2%
甲状腺の悪性腫瘍	116	114	-2%
解離性大動脈瘤	171	167	-2%
骨の悪性腫瘍（脊椎を除く。）	149	144	-3%
軟部の悪性腫瘍（脊髄を除く。）	114	110	-4%
股関節・大腿近位の骨折	657	633	-4%
虚血性腸炎	188	181	-4%
間質性肺炎	319	307	-4%
直腸肛門（直腸S状部から肛門）の悪性腫瘍	760	727	-4%
食道の悪性腫瘍（頸部を含む。）	575	550	-4%
慢性腎炎症候群・慢性間質性腎炎・慢性腎不全	678	647	-5%
肝・肝内胆管の悪性腫瘍（続発性を含む。）	845	804	-5%
卵巣の良性腫瘍	266	253	-5%
妊娠期間短縮、低出産体重に関連する障害	1,040	986	-5%
乳房の悪性腫瘍	834	785	-6%
誤嚥性肺炎	808	760	-6%
膵臓、脾臓の腫瘍	719	676	-6%
上部尿路疾患	487	457	-6%

図表 6

ICD10でコロナ患者（U71）を抽出

	入院診療単価	平均在院日数	件数
コロナ患者	67,528	17.9	328
コロナ患者以外	70,251	13.1	53,618

が著しいと言われているが、このデータでもその傾向が同様にあった。

　図表 4 は、傷病名別にコロナ前後の患者数を見たものであり、呼吸器系の疾患の減少が目立つのに加え、耳鼻咽喉科や小児科、良性腫瘍など、比較的に「待てる」疾患への対応が先送りされたことが確認できる。

　一方で、わずかではあるが、血液系疾患や悪性腫瘍など濃厚な治療を要する患者は必ずしも減っておらず、開業医からの紹介患者が減少傾向にある中でも、診療密度が高い医療提供は継続された。このような患者獲得が、コロナ禍では重要なポイントになる（図表 5）。

　コロナ患者を受け入れれば、経済的にはプラスになるのではないかという見

図表7

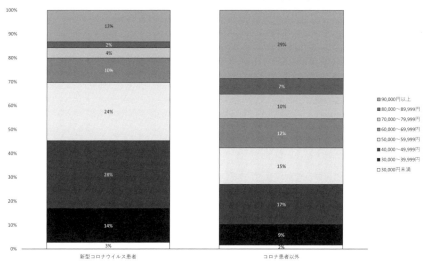

コロナ患者とそれ以外の入院診療単価の分布

（凡例）
- 90,000円以上
- 80,000～89,999円
- 70,000～79,999円
- 60,000～69,999円
- 50,000～59,999円
- 40,000～49,999円
- 30,000～39,999円
- 30,000円未満

方もあるようで、その実態を示したものが**図表6**になる。ICD10でU71をコロナ患者として抽出したものだが、このサンプルにおいても患者1人1日当たりの稼働額である入院診療単価が通常診療に比べて低く、かつ平均在院日数は長いという結果であった。国も診療報酬等でさまざまな配慮をしてくれているが、コロナ患者にはかなりの手間がかかることからすれば、一般診療の方が収益性は優れているということだろう。

　そもそも、コロナとそれ以外に分けて単価の分布を見ると、圧倒的に低単価患者が多いのがコロナだ（**図表7**）。さらに平均在院日数の分布を見ると、1週間程度で退院する患者と40日以上の二峰性となっており、軽症ですぐに退院できるケースと超重症が入り交じっていることを意味するのだろう（**図表8**）。

　中央社会保険医療協議会・総会で、20年4月から9月までの外来における小児診療の評価が行われたが、やはり小児入院医療の現状は深刻である。**図表9**は、年代別の退院患者の増減をコロナ前後で見たもので、15歳未満は約半分にまで減少している。そもそも、少子化で小児医療が苦境に立たされているところに、大打撃を受けたと言える。小児科の存続について真剣に考え始める

図表8

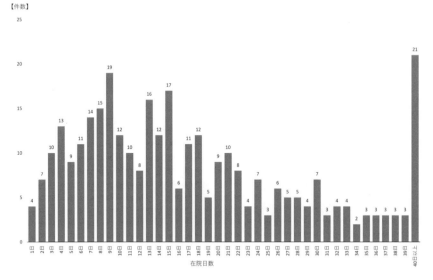

新型コロナウイルス患者　在院日数の分布

図表9

コロナ前後の年代別退院患者の増減

年代	H31.4-R1.6	R2.4-R2.6	増減
0-4歳	4,732	2,497	-47%
5-9歳	1,039	516	-50%
10-14歳	635	364	-43%
15-19歳	624	467	-25%
20-24歳	747	542	-27%
25-29歳	963	828	-14%
30-34歳	1,441	1,116	-23%
35-39歳	1,573	1,238	-21%
40-44歳	1,855	1,500	-19%
45-49歳	2,361	2,032	-14%
50-54歳	2,719	2,305	-15%
55-59歳	3,262	2,847	-13%
60-64歳	4,181	3,323	-21%
65-69歳	7,087	5,328	-25%
70-74歳	9,068	7,819	-14%
75-79歳	9,559	8,140	-15%
80-84歳	7,776	6,329	-19%
85-89歳	4,939	4,349	-12%
90-94歳	2,074	1,869	-10%
95-99歳	560	480	-14%
100歳以上	66	53	-20%
全体	67,275	53,946	-20%

図表 10

全入院患者の入院診療単価と平均在院日数

年代	入院診療単価	平均在院日数
0-4歳	82,190	10.7
5-9歳	76,538	6.6
10-14歳	84,119	9.7
15-19歳	81,115	8.5
20-24歳	69,881	11.7
25-29歳	63,859	9.9
30-34歳	60,179	11.2
35-39歳	67,637	11.8
40-44歳	78,903	10.4
45-49歳	82,684	10.8
50-54歳	79,164	11.2
55-59歳	79,730	11.9
60-64歳	79,813	11.9
65-69歳	76,681	12.5
70-74歳	74,940	12.9
75-79歳	70,724	14.0
80-84歳	64,493	14.8
85-89歳	56,330	17.4
90-94歳	50,344	18.1
95-99歳	45,316	18.5
100歳以上	44,116	17.4
全体	70,228	13.2

図表 11

コロナ前後の診療科別　退院患者の増減

診療科名	H31.4-R1.6	R2.4-R2.6	増減
アレルギー膠原病内科	107	126	18%
血液内科	811	806	-1%
乳腺甲状腺外科	328	318	-3%
救急科	812	774	-5%
呼吸器内科	2,340	2,211	-6%
泌尿器科	4,059	3,785	-7%
脳神経外科	2,757	2,425	-12%
消化器内科	6,503	5,713	-12%
外科（消化器外科）	8,386	7,271	-13%
産婦人科	4,115	3,519	-14%
心臓血管外科	822	700	-15%
呼吸器外科	1,162	975	-16%
整形外科	4,481	3,693	-18%
腫瘍内科	140	108	-23%
脳神経内科	997	761	-24%
循環器内科	6,071	4,514	-26%
眼科	2,823	1,986	-30%
耳鼻咽喉科	2,204	1,472	-33%
皮膚科	781	508	-35%
糖尿病内分泌代謝内科	408	259	-37%
形成外科	650	383	-41%
小児科	5,783	2,975	-49%

施設も出てくることだろう。

　一方で、不要不急の外出をしないよう叫ばれた時ではあったが、高齢者については本当に治療が必要な患者は入院医療を受けていたものと思われる。つまり、それでも病院の業績が悪いのは、高単価で平均在院日数が短い年代層の獲得ができなかったためで、低単価で在院日数が長期化する高齢者入院が一定程度維持されたことも、財政状況の悪化に関係するのだろう（**図表10**）。

　なお、診療科別でコロナ前後の退院患者を見たものが**図表11**であり、減少が軽微の診療科も存在する。緊急事態の中で、通常診療をできるだけ維持するためには、患者を獲得できる領域に手術枠や病床をシフトすることも必要である。平時にも言えることだが、救急と手術に、いかにバランスよく取り組めるかが大切であり、いずれに軸足を置くかは病院次第である。コロナ禍でも、その取組がパフォーマンスに影響を及ぼすことだろう。

　前述したように、一定程度が維持される救急車からの重症な入院患者への対応は、新入院患者の獲得という意味でも、地域医療を支える意味からも重要

図表12

コロナ患者　年代別患者割合、平均在院日数、入院診療単価と死亡率

年代	患者割合	平均在院日数	入院診療単価	死亡率
10歳未満	2%	7.7	55,059	0%
10代	2%	14.5	49,302	0%
20代	12%	13.0	64,077	0%
30代	8%	18.2	41,920	0%
40代	17%	17.0	64,387	2%
50代	24%	16.2	59,322	3%
60代	13%	21.3	101,423	14%
70代	9%	21.6	66,066	10%
80代	9%	23.5	67,794	23%
90代	2%	25.2	69,596	20%
100歳以上	0%	4.0	157,103	100%
全体	-	17.9	67,528	6%

だ。特に週末効果がある救急では、年末年始の予後が悪いことも予想され、その対応はアウトカムに直結する。

　サンプル病院の中には、第1波で前年に比べて入院患者数が増加した施設もあり、そこは予定手術も粛々とこなしたようである。安全管理体制の構築も重要であり、予定手術を年明け早々から実施できるかが病院パフォーマンスには強く影響を及ぼす。予定入院患者は緊急入院よりも入院診療単価が30％程度高い。

　最後に、コロナ入院患者について入院診療単価、平均在院日数、死亡率を年代別で見たものが**図表12**で、やはり高齢者ほど死亡率が高い。

　コロナ対応に迫られる中、いかに通常の医療機能を維持できるかについては、地域により、病院機能により、その答えに唯一絶対のものはない。しかしながら、「コロナだから仕方ない」と諦めることなく、日々邁進する必要がある。この試練の中でこそ、真の実力が試されている。

1-10

今求められる ICU のトリアージを考察する

（CBnews マネジメント 連載第 139 回 2021 年 1 月 18 日）

　1都3県に加え、大阪、愛知など7府県にも緊急事態宣言が再度発出された。史上初であった前回とは異なり、限定的であり、人々の緊張感も緩みつつあるという指摘もある。そんな中で、日本医師会からは「医療崩壊」から「医療壊滅」に至る恐れがあるという声明も出されており、ステージ4の地域を中心に通常の医療提供に支障を来す状況が近づいている。

　図表1を見ると、全国の人工呼吸器装着数は第1波の2倍近くに増大しており、ICU等の集中治療室を新型コロナウイルス患者が一定程度占めていると想定される。

　そもそもICU等を保有する病院は限られていて、医療資源を集中的に投下する治療室をどう使うかは医療の質と経済性を大きく左右する（**図表2**）。一般病棟入院基本料、特定機能病院入院料（一般病棟）、専門病院入院基本料を届け出る病床数に対して、特定集中治療室管理料算定病床数は0.8％、その他に救命救急入院料およびハイケアユニット入院医療管理料を含めても全体の2.5％にすぎない。仮に、ICU等への入室が制限されるということになれば、命に直結する重症患者が受けられなくなる可能性もあり、当該治療室の有効活用は平時に増して、その重要性が高まっている。

　ここではICUの利用実態を、2018年4月から2020年3月までのICU（特定集中治療室管理料）を有する40病院、4万3,966症例の実態から明らかにし、当該治療室をどう使うことが望ましいのか、命の選択が迫られる今、そのあるべき方向性を踏まえて考えていく。

図表 1

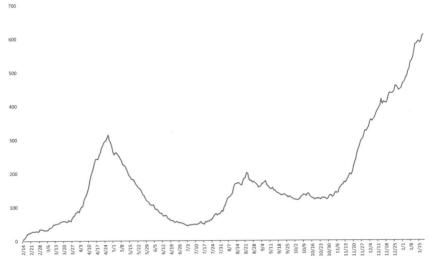

COVID-19 重症者における人工呼吸器装着数（ECMO 含む）の推移

NPO 法人 日本 ECMOnet COVID-19 重症患者状況の集計を基に作成

図表 2

ICU 等の集中治療室の整備状況

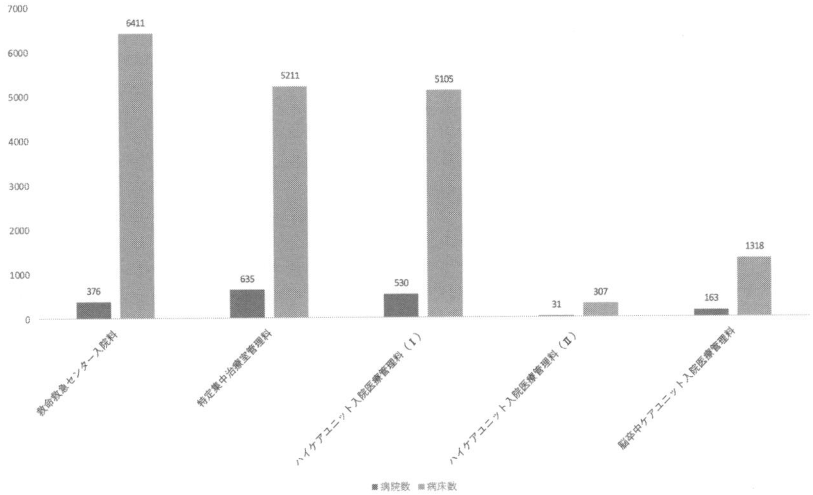

中央社会保険医療協議会、主な施設基準の届出状況より。平成 30 年 7 月 1 日の届出状況

図表 3

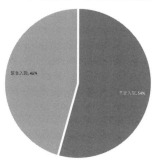

ICU 入室患者　予定緊急割合

（※）n=43,966

図表 4

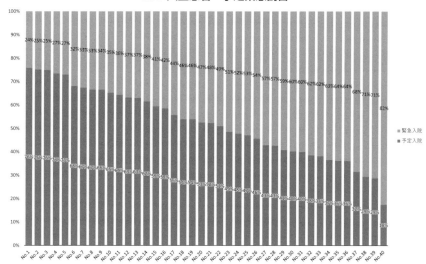

ICU 入室患者　予定緊急割合

図表 3 は ICU 入室患者の予定緊急別の割合であり、全体では 54％が予定入院、46％が緊急入院だった。ただし、予定入院中心の施設もあれば、重篤な緊急入院がその多くを占めるケースもある（図表 4）。予定入院患者のほぼ全てが手術患者、特に全身麻酔後の大手術患者である一方で、緊急入院については

図表5

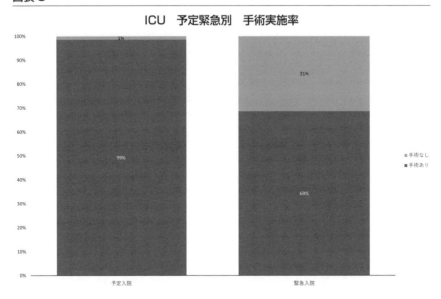

手術適応でない症例もあり、これは一般病棟と同様の傾向とも言える（**図表5**）。

　病院別で見ると、予定入院はどの病院も手術実施率が高いが、緊急入院については患者構成も関係し、44％から94％までのばらつきがあった（**図表6**）。なお、緊急入院の理由の内訳については「緊急手術を必要とする状態」が最も多く、次いで「呼吸不全又は心不全で重篤な状態」「意識障害又は昏睡」「ショック」の順に多くを占めており、ICUらしい結果であった（**図表7**）。

　さらにICU入室患者について診療領域別患者割合を見ると、循環器系、消化器系、脳神経系、呼吸器系で全体の8割を超える結果となった（**図表8**）。もちろん病院によって注力領域は異なっているし、救命救急入院料やハイケアユニット入院医療管理料、脳卒中ケアユニット入院医療管理料等の届出の有無も、この結果に影響を及ぼし得る（**図表9**）。

　ただ、循環器系疾患は全体の3割を超えており、ICU≒冠動脈疾患集中治療室（CCU：Coronary Care Unit）という色彩が強いのも事実である。心臓血管外科の大手術後患者をはじめ重症心疾患患者の入室は一般的であるが、中等

図表6

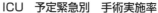

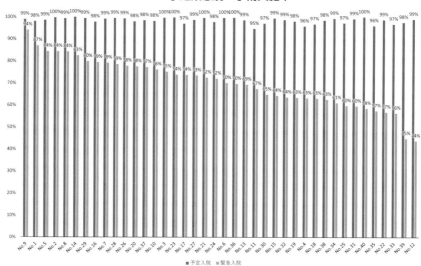

ICU　予定緊急別　手術実施率

■予定入院　■緊急入院

図表7

ICU 入室患者　緊急入院　理由の内訳

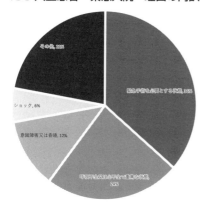

図表8

ICU 入室患者　診療領域別患者割合

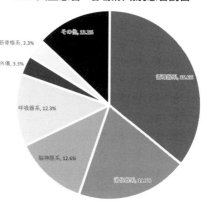

症程度の急性心筋梗塞等の患者をどう扱うかが論点になるだろう。これについては、我々の研究結果を基に本稿の最後で言及する。

図表9

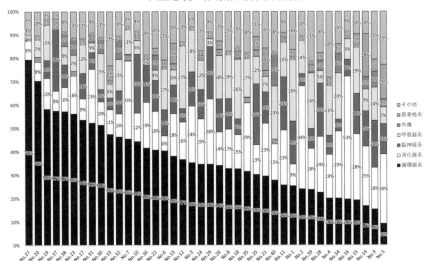

ICU 入室患者　診療領域別患者割合

次に入室が多い消化器系疾患では、肝胆膵や食道がんの大手術後が多くを占めているが、胃の悪性腫瘍や大腸の悪性腫瘍で入室する症例も一定割合を占める。これらについては、生理学的指標であるSOFAスコアで見ると低スコアが多くを占め、本当にICU入室が必要であるのか疑問が残る（**図表10**）。もちろん、術後に手術室でAラインを抜かず、ICUまで留置すれば、現状の「重症度、医療・看護必要度」のA項目4点かつB項目3点の基準を満たすのも事実だ。しかし、一般病棟では少し厳しいが、ハイケアユニットあたりで十分という評価も可能だろうし、病院によっては消化器外科大手術後の患者を一般病棟で管理することも少なくない。

図表11に示すようにICU入室患者の死亡率を見ると、予定入院患者の2.3％に対して、緊急入院は14.4％である。重症度の違いはあるわけだが、そもそも予定手術後のルーティンによるICU入室が本当に必要かどうかは検討の余地がある。これはSOFAスコアから見た結果とも整合するように感じる。

今、我々には命の選択が迫られており、予定手術患者あるいは救急患者のいずれかを優先せざるを得ない状況になりつつある。いずれも気持ちよく受け入

図表 10

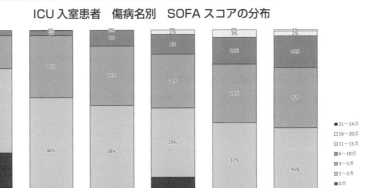

ICU 入室患者　傷病名別　SOFA スコアの分布

図表 11

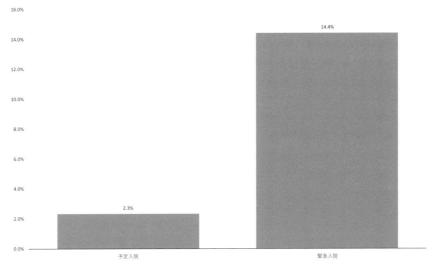

ICU 入室患者　予定緊急別　院内死亡率

れたいのが病院の本望だが、現実は厳しさを増している。ただ、ICU 入室の基準を見直すことによって重症患者受入れについては、活路が見い出せる可能性もある。

　最後に、前述した急性心筋梗塞患者の ICU 入室をどう考えたらいいだろうか。私たちは 2020 年 10 月に以下の原著論文を公表している（※）。ここでは、重症症例を除く急性心筋梗塞患者について、ICU 入室患者と一般病棟の患者構成を補正した上で比較すると、入院後 30 日の死亡率に差がないという結果であった。当該研究では、全国の ICU を有する 52 病院、1 万 9,426 症例を対象とし、Killip 分類 4 や IABP・ECMO などを実施する重症症例は除外し、プライマリ PCI を実施した患者を対象にした。ガイドラインでは急性心筋梗塞は ICU 入室が奨励されているが、必ずしも全ての症例で ICU 管理が必要ではないという結果であった。「重症度、医療・看護必要度」という観点からも、これらの症例で A 項目 4 点の基準を満たすことは厳しいと予想される。

　このように、現実的な判断を下すことは一般病棟等の負担を増すことにはなる。ただ、2 対 1 の看護師配置が必要ないのであれば、一般病棟あるいはハイケアユニットなどの病棟構成を考え、実行に移していくことも必要だろう。限られた医療資源をどのように配分するか、病院として考えることが望ましい。

　トリアージが求められる今、この領域は受入れを制限しようという発想になりがちで、そうせざるを得ない場面もあるかもしれない。ただ、そのことによって患者に不利益があっては地域医療が守れなくなり、できるだけ避けたいところだ。あらゆる選択肢を挙げながら、今、何ができるかを考え、実行する力が私たちに求められている。

（※）Kazuya Tateishi, Atsushi Nakagomi, Yuichi Saito, Hideki Kihatara, Masato Kanda, Yuki Shiko, Yohei Kawasaki, Hiroyo Kuwabara, Yoshio Kobayashi, Takahiro Inoue, Feasibility of management of hemodynamically stable patients with acute myocardial infarction following primary percutaneous coronary intervention in the general ward settings. PLoS One 2020 Oct 9；15(10):e0240364.

1-11

新型コロナウイルスと働き方改革
—医師事務作業補助者の重点配置を—

（ビジョンと戦略 連載第117回 2020年11月号）

1. 新型コロナウイルスによる患者数減少

　新型コロナウイルスにより病院業績が悪化していることは誰もが知る事実である。特に2020年5月は緊急事態宣言の発出時期と重なり、前年度比で病院全体について医業利益率は12.3ポイント悪化、コロナ患者を受け入れた病院では14.8ポイント、そしてコロナ患者を受け入れなかった病院でも7.7ポイントの悪化という結果であった。そもそも4月・5月はスタッフの入替えなどもあり、財務的に厳しい時期であるが、それにコロナが拍車をかけた結果となった。コロナ患者を受け入れた病院といっても数名から100名を超えるまで様々なレベルがあるが、全体的にいえば急性期病院の業績が悪く、特にコロナ受入病院は平均で400床を超えていたことから、高度急性期病院が苦境に立たされた。

　その一番の理由は患者数減である。病床稼働率が下がり、外来延べ患者数も大幅に減少した病院が多いことだろう。入院・外来ともに収入は減少したが、給与費は固定費であり減少しない。確かに時間外勤務は減少したわけだが、コロナを受け入れた病院では該当患者に接したスタッフの手当を支給したであろうから、給与費総額が減少するということにはならない。一方で待機的手術が学会の声明などもあり大幅に減少したことから、診療材料費は減少傾向にあるが、医薬品費はむしろ増加傾向にある。外来化学療法件数はコロナ禍でも伸び続けているからである。また、救急についてウォークインは不要不急の外出が叫ばれたころから軽傷症例を中心に減少し、より重症である救急車についても搬送自体が減少する事態に陥った。

図表1

新型コロナウイルス前後の患者数等

	2019年				2020年				増減率	病院数
	4月	5月	6月	4月~6月合計	4月	5月	6月	4月~6月合計		
外来延べ患者数	9,181	8,994	8,934	27,109	7,418	6,801	8,287	22,506	-17%	1,452
初診紹介患者数	337	325	342	1,004	221	199	292	712	-29%	1,452
入院延べ患者数	6,684	6,761	6,640	20,085	6,005	5,799	5,922	17,726	-12%	1,455
定例手術	178	170	180	528	150	111	157	418	-21%	710
緊急手術	31	32	30	93	28	29	30	87	-6%	710
内視鏡	321	315	347	983	210	166	278	654	-33%	1,166
血管造影	84	81	82	247	68	59	76	203	-18%	738
救急患者受入総数	586,827	667,711	561,177	1,815,715	389,037	446,812	427,629	1,263,478	-30%	1,235
救急車受入総数	194,296	197,654	189,680	581,630	153,406	158,194	166,052	477,652	-18%	1,235

　図表1を見ると全国で対前年度と比べて、各指標が大幅に悪化していることが分かる。予定手術や内視鏡が減少していることから、外科系診療科や消化器内科などは新入院患者数も伸び悩んだことだろう。多くの病院で手術を制限せざるを得ない状況にあったわけだからある意味当然の結果ともいえる。一方で、緊急手術と血管造影は対前年度と比べ減少したが、その影響は軽微である。コロナ禍においても緊急やむを得ない患者は入院治療が行われたことを意味し、我が国の医療システム、そして医療機関の努力により医療崩壊を防ぐことができたと考えてよいだろう。

2. 長時間勤務の医師は減少したのか

　2024年までに医師の働き方改革への対応が求められており、時間外労働の縮減を図ることが必要になる。

　医師にとって最も負担が大きいのが当直であり、次が外来だという。だとすれば、コロナで外来が大幅に減少したわけであるから、負担軽減につながることが期待されるし、仮に時間外労働がコロナ禍で減少しないのであれば問題である。

　図表2は、コロナ前後の80時間及び100時間以上の医師の時間外労働の状況をみたものであり、80時間以上の医師の総数は16%、100時間以上は18%減少している。外来患者数が17%、入院延べ患者数は12%減少したわけであり、長時間勤務の医師も同程度に減少したという見方もできるかもしれない。コロナ禍で外科系の予定手術は減少した一方で、感染症内科や呼吸器内科などは普段よりも負担が大きかったであろう。また、重点医療機関ではECMO患

図表２

時間外労働月 80 時間以上の医師の人数

n=517病院

	2019年				2020年				増減率
	4月	5月	6月	4月～6月合計	4月	5月	6月	4月～6月合計	
該当する医師数　平均	9	9	8	26	8	8	7	23	-12%
（再掲）100 時間以上	3	3	3	9	3	3	2	8	-11%
該当する医師数　総数	4720	4802	4211	13,733	3977	3924	3693	11,594	-16%
（再掲）100 時間以上	1770	1745	1495	5,010	1423	1423	1243	4,089	-18%

者などの重症症例を受け入れたであろうから、ICU 等のスタッフは日常に加え、著しい負担があったことだろう。診療科別でみると小児科、耳鼻咽喉科、眼科、整形外科、形成外科、消化器内科などの減少が顕著であり、これらの診療科では皮肉なことに働き方改革においては先行することができたかもしれない。

　ただ、多くの病院にとって具体的な対策はこれからの課題であるだろう。医師の働き方改革については、まず勤務実態をできるだけ精緻に把握する必要がある。「測定（評価）できないものは管理できない」という大原則がある。ダイエットしたいならば、まずは自分の体重等を客観的に把握することがスタートラインにつくために必要である。医師の働き方改革についても同様であり、まずは勤務実態の把握を行うことが必要であり、そこにすら届いていない病院が多く、コロナ禍で何かと慌ただしい日々ではあるが対策を急がなければならない。

3. タスクシフトに向けて医師事務作業補助者のさらなる配置を

　働き方改革を進めるためには、タスクシフトを行うことは必須の取組であり、医師には医師でしかできない業務にできるだけ専念してもらう必要がある。**図表３**は医師事務作業補助体制加算の届出病院数の推移であり、2008 年に新設されてから着実に数を増やしてきた。この背景には点数が上がってきたことは無視し得ないし、対象の病棟が拡大したことも関係するが、それだけでなく効果的であることが明らかになってきたからだ。ただ、届出にも 100 対 1 から 15 対 1 まで様々なランクがあり、単に届け出ればよいのではなく、いかに有効活用するかが重要になる。

　千葉大学病院では、2020 年 8 月に 15 対 1 の届出を行ったが、今後さらなる

図表3

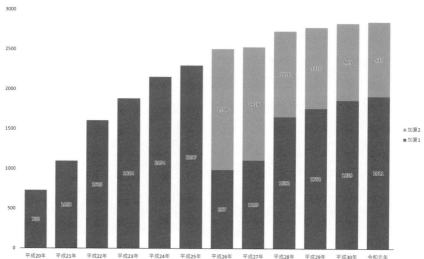

医師事務作業補助者体制加算の届出病院数

中医協、主な施設基準の届出状況等を基に作成

配置も視野に入れたいと思っている。現状ではNCDデータの入力などをいま
だ医師が実施していることが多く、さらなる配置要望が複数の診療科から上
がってきている。**図表4**にあるように有効求人倍率はコロナにより急落し、
地域で働く場所がなくなってきていることを意味する。だとしたら、病院が雇
用の担い手になることが望ましく、今でこそ優秀で熱意のある人材が確保でき
る可能性も高いだろう。単に人数を増やせばよいということではなく、いかに
育成していくかをも含め、大学病院としても非常に重要な課題だと認識してい
る。経済情勢の厳しい今だからこそ、医療機関勤務の経験がない方に対しても
教育施設として重要な役割を果たすべきときである。

　そして、次回診療報酬改定ではさらなる上位加算の新設が期待されるところ
だ。この取組だけで働き方改革に成功するわけではないが、重要な1つの施策
と位置付け実践していく必要がある。

図表4

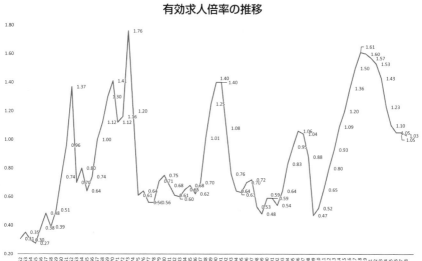

有効求人倍率の推移

厚生労働省資料を基に作成。有効求人倍率（パートタイムを含む一般）【実数】

1-12

なぜ日本はコロナ病床が確保できないのか

（CBnews マネジメント 連載第 146 回 2021 年 5 月 10 日）

　3度目の発出となる緊急事態宣言が2021年5月末まで延長され、対象地域も拡大された。新型コロナウイルスによって医療提供体制が逼迫していることなどを受けたものだ。特に大阪では、重症病床の使用率が100％を超え、入院が必要な患者も自宅待機等を余儀なくされる事態に陥っている。コロナ病床を増やすべきであり、病床確保が進まないことについて批判の声が多いのも事実だ。本稿では、日本での病床確保が容易ではない理由についてデータを用いて実態に迫り、いずれ議論すべき医療のグランドデザインへ目を向けたい。

　図表1は人口1,000人当たりの急性期病床数であり、OECD諸国で日本は圧倒的に充実していることが明らかだ。だとすれば、「もっと病床を増やせないか」という声が上がることも不思議ではない。

　ただ、国内に目を向ければ病院数は減少の一途をたどっており（**図表2**）、ここ20年で966病院、約1割が減ったことになる**図表3**。病床規模別で見ると100床以上がマイナス23％と著しく減少しており、診療所に転換したものと予想される。次いで「200〜299床」も減少しているが、これは診療報酬改定等の影響により200床未満に転換した病院が一定程度存在することを意味する。一方で大病院の減少幅は少なめで、これらの病院がコロナ患者の受入れに一定の貢献をしているのも事実である。

　ただ、病床があっても、コロナ病床を増やすことは容易ではないという現実がある。まず1つはメディアなどでも盛んに取り上げられている看護師等のマンパワー不足にある。平時の医療でも不足感がある中で、コロナ対応が加われ

図表 1

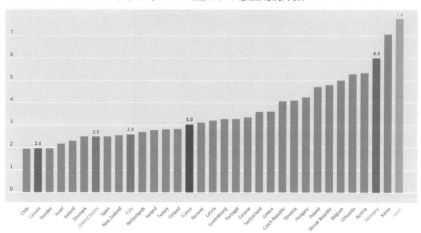

人口 1,000 人当たりの急性期病床数

OECD Health Statistics 2018Acute care, Per 1000inhabitants, 2019 or latest available

図表 2

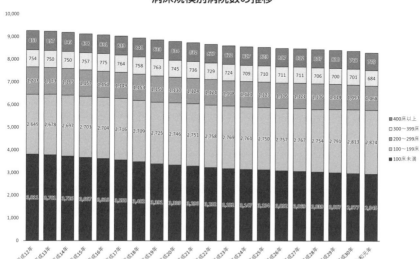

病床規模別病院数の推移

医療施設調査を基に作成

図表3

平成 12 年から令和元年に向けて病床規模別病院数の増減状況

病床規模	増減数	増減率
100床未満	-866	-23%
100～199床	179	7%
200～299床	-135	-11%
300～399床	-70	-9%
400床以上	-74	-9%
全体	-966	-10%

医療施設調査を基に作成

ば現場はてんてこ舞いである。もう1つが、コロナ患者のゾーニングが可能かどうか、これは構造的な問題も関係する。「病床を確保せよ」という国や都道府県の立場は理解できるし、病院としても地域を支えるために最大限の協力は惜しまずやってきた。特に今のように、各種補助金等が用意されていることにより、コロナ病床を増やそうと頑張ってきた病院は多い。ただ、現実に目を向けると難しい点が多々ある。

図表4は、人口1,000人当たりの看護師数をOECD諸国と比較したものであり、我が国は比較的充実しているように見える。ただ、同水準にある米国と比較して人口当たりの急性期病床数は3.1倍にも及び、看護密度が低い医療提供体制となっている。さらに都道府県別で人口当たりの看護師・准看護師数を見ると、大阪・東京など緊急事態宣言が発出されている地域ほど充実度が低いことが分かる。病床だけあっても看護師等のマンパワーが足りない地域の特性があるのだろう（**図表5**）。

さらに病床規模別で100床当たり看護師数・准看護師数を見ると、200床未満の配置数が少ない一方で、大病院ほど充実度は高い（**図表6**）。これらは一般病院のデータであり、その機能と規模が一定程度相関する。大病院にはICUやHCUが設置されているし、病棟以外にも手厚い人員配置が行われていることも関係している。ただ、ここから看護師を捻出できるのは大病院が中心となっている現実も納得がいく。

なお、開設主体別で100床当たり看護師数・准看護師数を見ると、「その他

図表4

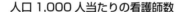

人口 1,000 人当たりの看護師数

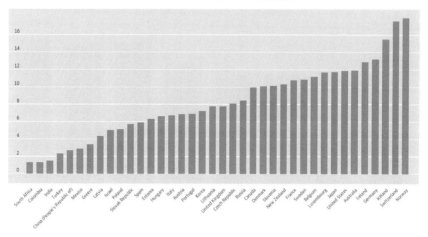

OECD Health Statistics 2018. Nurses Total, Per 1000 inhabitants, 2019 or latest available

図表5

都道府県別　人口 10 万人当たり看護師・准看護師就業者数

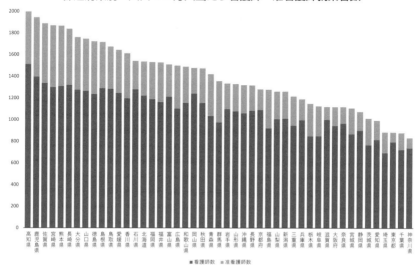

平成 30 年度衛生行政報告例を基に作成。平成 30 年度末現在

図表6

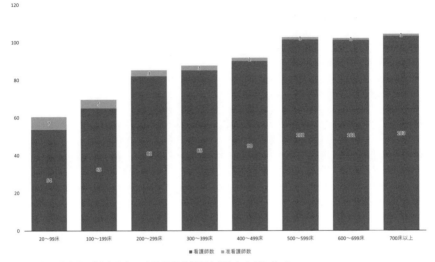

一般病院100床当たり看護師・准看護師数

全国公私病院連盟、「令和元年　病院経営分析調査報告」を基に作成

公的病院」が最も多く、私的病院が少ない（**図表7**）。その他公的病院には日赤・済生会・厚生連などが含まれるが、今回のコロナでも日赤病院はかなりの貢献をしており、これは看護師の充実度がその他公的病院の中でも優れていることと関連している。一方で、私的病院はマンパワーの制約からコロナ患者の受け入れが難しい可能性もある。

　民間病院がコロナ患者を受け入れないなどの批判が一部にあるため、公私別・病床規模別の病院の分布状況を見た（**図表8**）。私的病院のDPC算定病床数（急性期病床数）は9割以上が200床未満であるのに対して、公的病院は400床以上の大病院も一定数を占めている。ただ、私的病院数が圧倒的に多いのが我が国医療の特徴であり、全体も中小病院中心になっている。なお、病床規模別の病院割合を都道府県別に見ると、大阪や東京は比較的200床未満が少ないにもかかわらず、医療提供体制は厳しい状況となっている（**図表9**）。今後、左の地域でコロナ患者が急増した場合の医療提供体制が懸念される。

　もちろん、200床未満だからコロナ病床を作れないわけではないが、前述し

図表7

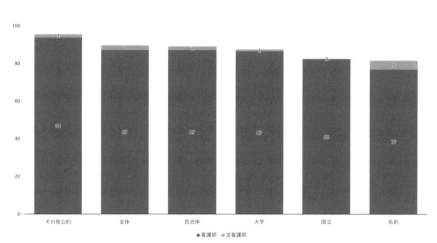

一般病院開設主体別　100床当たり看護師数・准看護師数

全国公私病院連盟、「令和元年　病院経営分析調査報告」を基に作成

図表8

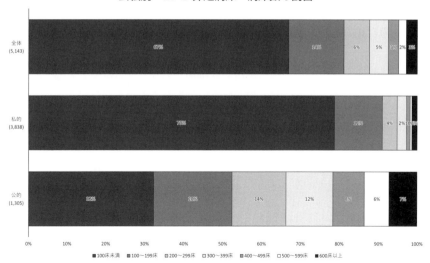

公私別　DPC算定病床　病床数の割合

「令和元年度DPC導入の影響評価に係る調査「退院患者調査」の結果報告について」を基に作成

図表9

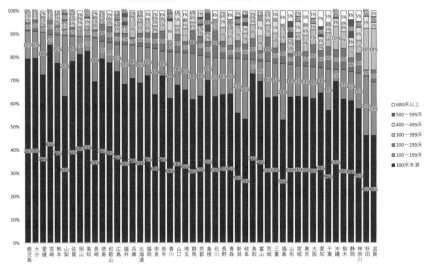

都道府県別　DPC算定病床数の割合

「令和元年度DPC導入の影響評価に係る調査「退院患者調査」の結果報告について」を基に作成

たように、看護師のマンパワーは大規模病院が優る。だとしたら、7対1の配置を行う急性期病院を中心にコロナ病床を設置するのが現実的である（**図表10**）。ただ、これらも5割弱が200床未満であり、400床以上はおよそ2割しかない。仮に100床の病院があるとすれば、その病院には2病棟あることになるが、その1つをコロナ病棟に転用できるかというと通常診療を大幅に制限しない限りは無理であるし、現実的ではない。もちろん中小病院であってもコロナ病床は確保できるかもしれない。ただ、病棟部門の100床当たりの延べ床面積を見ると、病床規模と相関していることが分かる（**図表11**）。ゾーニングするためには、一定規模がないと難しいだろう。

　だとしたら、看護師が充実しており（感染症等の専門医にもこの議論は当てはまるはずだ）、かつ延べ床面積が広く、病棟単位でコロナ病床を作れる大病院に病床確保を要請すれば、問題は解決しそうな気もする（実際に行政はそのような努力をしてきた結果が今であるが）。

　ただ、我が国の医療は中小病院が多くを占め、病床規模別に見ると大病院ほ

図表10

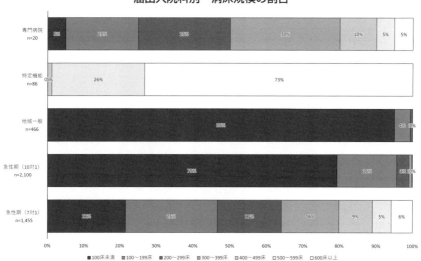

届出入院料別　病床規模の割合

図表11

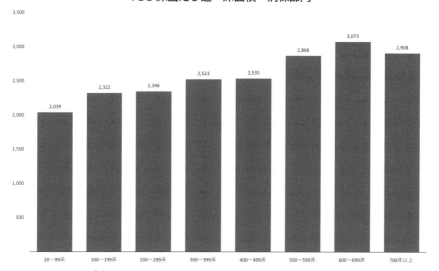

100床当たり延べ床面積　病棟部門

全国公私病院連盟、「令和元年　病院経営分析調査報告」を基に作成

図表 12

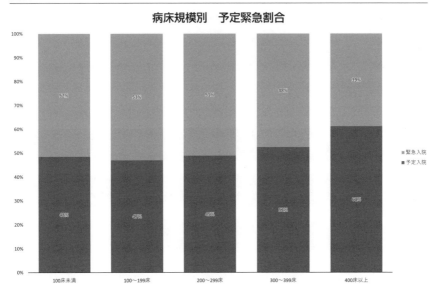

病床規模別　予定緊急割合

「令和元年度 DPC 導入の影響評価に係る調査「退院患者調査」の結果報告について」を基に作成

　ど予定入院患者が多い傾向にある（**図表 12**）。予定入院患者の 6 - 7 割程度は手術をするので、コロナ病床を増やすためには不急の予定手術を延期することになる。もちろん、新型コロナウイルスと闘うために一定程度の制限はやむを得ないが、大幅な遅延は患者の不利益につながる。なお、赤十字病院がコロナ対応で重要な役割を果たしたことに触れたが以下の現実にも言及しておく。日本赤十字社の 2018 年度医療施設特別会計は 238 億円の赤字である。赤十字病院の医療施設教育研究アドバイザーとして比較的近くで見てきた立場からすると、マンパワーの充実は素晴らしいが、それが赤字の一因につながっているという皮肉も感じる。

　これらの現実を踏まえ、地域医療構想でも求められるように機能分化と連携をさらに強化し、急性期病床の集約化を図ることが感染症対策という面からも中長期的には必要ではないだろうか。

　最後に、東京オリンピック・パラリンピックのために看護師 500 名が必要だとのことだが、**図表 5** を見ると東京都は看護師が不足する地域であることに

改めて触れておきたい。もちろん全国から集めればよいという話なのだろうが、基本は地域で働く職種が看護師であり、潜在看護師を含めてもそう簡単なことではないだろう。そして、オリンピックの拠点病院として指定された施設は、新型コロナウイルスを積極的に受け入れる病院であり、中にはコロナ専用となった病院も存在する。コロナ対応に加え、オリンピック・パラリンピックに対する医療提供と通常診療をいかに両立させるか、病床は多くてもマンパワーとのバランスを考えると現実は厳しい。ただ、これも急性期病院に課された使命なのだろう。

　人々が安心して暮らしていくための医療提供体制は極めて重要であり、我が国医療のグランドデザインについて、コロナを機にいま一度考えるべきだろう。新型コロナウイルスが収束し、国民的議論が行える日が待ち遠しい。

1-13

コロナバブルの過去最高益をどう考えるか

（CBnews マネジメント 連載第 147 回 2021 年 5 月 24 日）

　新型コロナウイルスが猛威を振るい、大阪から西に向けてだけではなく、全国的に深刻さが増している。仮に、緊急事態宣言が（2021 年）5 月末で解除された場合、医療提供体制が危険水域となる地域も出てきかねない状況になるかもしれない。

　政府は、緊急事態宣言やまん延防止等重点措置の対象となる都道府県のうち、2020 年 12 月 25 日から 2021 年 6 月 13 日までに新型コロナウイルス患者への病床が割り当てられた病院に対して、病床確保数による補助を行うことでさらなる病床確保を狙っている。この補助は、前年度に補助を受けていない病床が対象となるため、新規の病床確保を促進するためのものである。もちろん、継続的に補助を行ってもらえることに対して病院は感謝すべきであるが、そもそもコロナ前から赤字であった病院業績、具体的には医業損益はより一層深刻になりつつある。

　図表 1 は、日本病院会等による「新型コロナウイルス感染拡大による病院経営状況の調査」を集計したものである。初めての緊急事態宣言が発出された 2020 年 5 月が特に深刻で、コロナ患者を受け入れた病院について対前年度比で約 15 ポイント、医業利益率が悪化している。その後、回復基調になり、ようやく 9 月ごろに回復の兆しが見えてきたかと思ったのもつかの間、第 3 波が襲来し、その後の業績悪化に歯止めがかからない状況だろう。

　悪化の要因は患者数減少によるものであり、外来延べ患者数、入院延べ患者数、救急車搬送件数、さらに定例手術件数についても、前年同月よりも明らか

図表 1

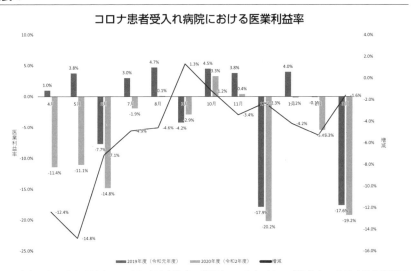

日本病院会・全日本病院協会・日本医療法人協会、「新型コロナウイルス感染拡大による病院経営状況の調査」を基に作成

図表 2

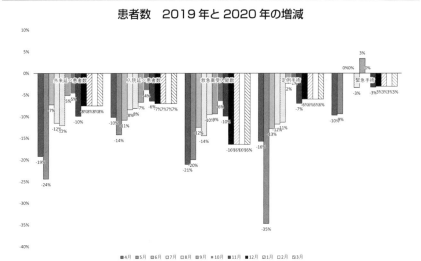

日本病院会・全日本病院協会・日本医療法人協会、「新型コロナウイルス感染拡大による病院経営状況の調査」を基に作成

図表3

新型コロナウイルス感染症に対応する医療機関等への支援策（主なもの）

一次補正【令和2年4月30日成立】【1,490億円】　（医療提供体制整備等の緊急対策）
① 新型コロナ緊急包括支援交付金の創設
② 診療報酬の特例的な対応（重症の新型コロナ患者への一定の診療の評価を2倍に引上げ 等）※4/24予備費
③ 福祉医療機構の優遇融資の拡充（以降、累次実施）

二次補正【令和2年6月12日成立】【16,279億円】　（事態の長期化に対応した広範な対応）
① 新型コロナ緊急包括支援交付金の増額及び対象拡大
・重点医療機関（新型コロナ患者専用の病院や病棟を設定する医療機関）の病床確保等
・患者と接する医療従事者等への慰労金の支給
・新型コロナ疑い患者受入れのための救急・周産期・小児医療機関の院内感染防止対策
・医療機関・薬局等における感染拡大防止等の支援
② 診療報酬の特例的な対応（重症・中等症の新型コロナ患者への診療の評価の見直し（3倍に引上げ） 等）※5/26予備費

予備費【令和2年9月15日閣議決定】【11,978億円】　（コロナ受入病院への支援やインフルエンザ流行期への備え）
① 新型コロナ患者を受け入れる特定機能病院等の診療報酬・病床確保料の引上げ
② インフルエンザ流行期への備え　国による直接執行
・インフルエンザ流行期における発熱外来診療体制確保支援
・インフルエンザ流行期に新型コロナ疑い患者を受け入れる救急医療機関等の支援
③ 医療資格者等の労災給付の上乗せを行う医療機関への補助　国による直接執行

三次補正【令和2年12月15日閣議決定】【13,532億円】　（病床の確保や、小児科を含む地域の医療機関への支援）
① 診療報酬の特例的な対応による回復患者の転院支援
② 重点医療機関への医師・看護師等派遣の支援強化（既存予算により対応）
・医師：1時間7,550円→15,100円／医師以外の医療従事者：1時間2,760円→5,520円／業務調整員：1時間1,560円→3,120円
③ 診療報酬の特例的な対応による小児科等への支援
④ 診療・検査医療機関の感染拡大防止等の支援（診療・検査医療機関：100万円）　国による直接執行
⑤ 医療機関・薬局等における感染拡大防止等の支援　国による直接執行
・病院・有床診：25万円＋5万円×許可病床数／無床診：25万円／薬局・訪問看護ステーション・助産所：20万円
⑥ 新型コロナ緊急包括支援交付金の増額（病床や宿泊利用施設等の確保）

予備費【令和2年12月25日閣議決定】【2,693億円】　（感染拡大を踏まえた更なる病床確保のための緊急支援）
○ 病床が逼迫した都道府県において、確保病床数（※）に応じ以下の金額を補助　国による直接執行　※令和2年12月25日から令和3年2月28日までの最大確保病床数
・重症者病床数×1,500万円／その他の病床数×450万円
＋ 緊急事態宣言が発令された都道府県※においては、以下の金額を上乗せ（令和3年1月7日要綱改正）
・令和2年12月25日以降新たに割り当てられた確保病床数×450万円（緊急事態宣言が発令されていない都道府県も、新規割り当て病床は300万円を上乗せ）

上記の金額は、国や都道府県から直接執行する補助金の額を記載したものであり、診療報酬等で措置する額は含まれていない。

に減少している（**図表2**）。一方で、緊急手術については何とか踏ん張ってい
て、コロナ患者を受け入れながらも命を支える取組を継続していることがうか
がえる。

　また、全国医学部長病院長会議でも大学病院の経営状況を明らかにしてお
り、2020年4月－2021年1月の医業収支は2,196億円の赤字となり、前年同
期間よりも1,000億円以上悪化した。本来は、2020年度診療報酬改定で働き方
改革を推進するために、地域医療体制確保加算が新設され、医師事務作業補助
体制加算や急性期看護補助体制加算が高く評価され、DPC／PDPSの医療機
関別係数が上がった病院が多いことから、医業収支は改善するはずだったもの
の、その恩恵を被ることはできなかった。この経営調査は、大学病院本院およ
び分院の138病院を対象に実施したものであり、コロナ患者への対応に注力し
た医療機関も多く、やはり患者数減少が大きく影響している。

　このように窮地に立たされながらも必死で頑張る医療機関に対して、政府は
多額の支援をしてくれている（**図表3**）。2020（令和2）年度の第一次補正予算

では新型コロナ緊急包括支援交付金を創設し、診療報酬の特例的な対応等で1,490億円を、第二次補正予算ではコロナ専用病棟を設けた医療機関等を重点医療機関として病床確保を図り、患者と接する医療従事者等への慰労金支給等のために1兆6,279億円を、さらに第三次補正予算でも診療報酬の特例的な対応や重点医療機関への医師・看護師等の派遣について1兆3,532億円を計上し、さらに予備費で1床当たり最大1,950万円の支援が行われている。これまでに医療機関および医療従事者への支援は、交付金・補助金等によるものだけで約4.6兆円にも上る財政的な支援が行われてきた。

　このような支援を含む財務状況については、これから始まる医療経済実態調査で明らかになることが期待されるが、その集計結果前に、各病院の決算が間もなく確定することになる。

　医業損益ベースでは、過去最悪になる医療機関が多いが、経常損益に目を向けるとそこでは、過去最高益を記録する病院が存在することが明らかになるだろう。特に、感染症病床を有する多くは自治体病院であり、コロナ対応で活躍した見返りだとすれば妥当だという意見もあるだろうし、もちろん病院によってはこの補助額でも十分ではないというケースも存在するかもしれない。ただ、今までずっと赤字だった医療機関が突然、大幅な黒字になることに、違和感を持つ利害関係者もいるだろうし、2020年度決算の黒字を議会等に対してどう説明するか、実際に頭を悩ませている担当者もいるだろう。

　病床利用率が極めて低く、病棟閉鎖状態であった所にコロナ病棟を設置すれば、大幅な増収になることは予想に難くない。もちろん、適切な診療を行い、地域・社会に貢献した事実は間違いがない。

　未来を憂いてなのか、財務省は2021年4月15日の財政制度等審議会・財政制度分科会で、新型コロナウイルスへの財政支援として緊急包括支援金でなく、コロナ前の診療報酬を支払う概算払いを検討すべきという考えを明らかにしている。さらに財務省は、コロナ対応をしていない医療機関に対しても多額の支援が行われていることについて、見直しが必要との見解を示している。これに対しては、反対意見も多数存在するわけであり、議論の先行きは不透明である。

　ただ、過去最高益を記録する病院が多数生じた場合に、メディアも含めて風向きが変わらないことを祈るばかりだ（このことは個人営業の飲食店でも当てはまるのだが、医療機関と異なりその財務実態は開示されることがほとんどないだろう）。そもそも過剰な補填であったかどうかを判断するためにも、公平性を期すためにも、線引きが難しく正確な金額は示しづらいかもしれないが、各医療機関に対する支援額は何らかの形で明らかにすべきであろう。

　過去最高益は、100年に1回の人類の危機を救った医療機関の努力のたまものであり、決して間違ったものではない。コロナ後に思いをはせると、コロナ禍を支えた病院に対する評価は高くなるはずだ。そもそも急性期、特に高度急性期病院に対するこれまでの診療報酬が妥当なのか、その役割についても改めて議論をしなければならない。その一方で、過去最高の赤字国債を発行し、将来に負債を背負わせているという現実も直視する必要がある。

　コロナ補助金はいつまでも続くわけではない。我々はコロナバブルに踊らされるのではなく、襟を正し、自助努力をもって常にあるべき病院経営を追求していかなければならない。

1-14

アフターコロナを見据えて
―自治体病院の真価と再評価―

（病院新聞 2020 年 10 月 15 日発行号）

1. コロナ禍での病院業績

　新型コロナウイルスにより病院業績が冷え込んでおり、改善に向かいつつあるもののかつての水準には達していない。特に緊急事態宣言の時期と重なった令和 2（2020）年 4 月・5 月の業績が悪く、全国自治体病院協議会の「新型コロナウイルス感染症に関する病院経営影響度緊急調査結果」によると、新型コロナ患者受入病院と新型コロナ患者受入れのために病棟閉鎖・削減を余儀なくされた病院の約 90% が前年同月比で医業収支が悪化しており、特定警戒都道府県ではさらに顕著だという。一方で、新型コロナ患者を受け入れなかった病院においても約 80% の病院が悪化している。

　新型コロナウイルスを受け入れた病院の平均病床数は 400 床を超えており、大規模急性期病院に入院患者が集中した。これによりコロナ患者を受け入れた急性期病院の業績が著しく悪化したが、受入れをしていない急性期病院、そして慢性期や精神病床などにも影響は及んでいる。

　そもそもコロナ前から病院の財務状況は劣悪な状況にあった。急性期病院、特に高度急性期病院は赤字にあるのに対して、回復期や慢性期は比較的安定した財務状況にあった。そこにコロナが打撃を加えた。医療経済実態調査を開設主体別にみると、個人病院や医療法人立は黒字を維持しているが、国立、公的そして自治体病院は大幅な赤字に悩まされており、特に自治体病院の赤字は深刻な状況にあった。自治体病院は政策医療を提供するのだから赤字でも仕方ないという主張がある一方で、自助努力について甘えがあった面もあるだろう。経営の自由度が限定的であり、打ち手が限られていることも影響するが繰入れ

なしでは継続が危ぶまれるのも事実である。

2. 感染症医療における自治体病院の貢献

　ただ、新型コロナウイルス患者の受入れについて、自治体病院が重要な貢献をしている。

　全国自治体病院協議会によると感染症病床全体の 67.2% を会員病院が有する状況にあり、コロナの入院患者を受け入れた病院が全体の 47.1% であり、病床規模別でみると大規模病院ほどその傾向が強く、500 床以上が 87.5% で、次いで 300 床台が 74.7% であった。さらに、コロナ患者を受け入れるために病棟閉鎖・削減を実施した病院が 37.3% で、病床規模別では 500 床以上が 73.6% で、次いで 400 床台が 62.7% という状況だ。

　普段は赤字で自治体のお荷物であると揶揄されることもあったかもしれないが、コロナ禍で重要な役割を果たし、その評価も変わったはずだ。そもそも、平時には感染症病床は使われることがないため、その存在価値について過小評価されてきたということだろう。

3. やはり自治体病院は赤字で仕方ないのか？

　コロナ禍では、地域に多大な貢献し、住民にとって自治体病院が頼れる存在であることが明らかになった。今後、地域医療構想などでも感染症医療についての評価は行われ、風向きは変わりつつあると考えてよいだろう。だから、といって経営努力は惜しむべきではなく、自らで活路を見出す必要がある。これからも、自治体病院は赤字の垂流しでよいということにはならないし、424 病院が名指しされた再編統合についてもその流れを加速すべきということになるのではないだろうか。国や自治体はコロナ対策で多額の資金を使ったわけであり、そのしわ寄せが、やがてやってくることを覚悟し、襟を正して臨まなければならない。

4. 市立札幌病院の事例

　市立札幌病院は平成 28（2016）年度に累積赤字 98 億円の財務危機に陥り、再建を余儀なくされた。専門家検討会を開き、私はそのメンバーとして、かつ

図表1

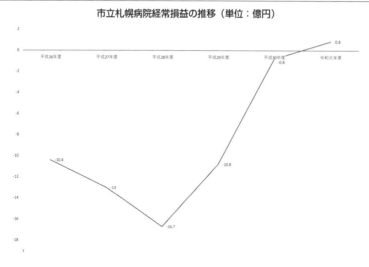

市立札幌病院経常損益の推移（単位：億円）

札幌市病院局の参与というポジションで同院に招かれた。前年度の平成29年
度は経常収支が10.8億円のマイナスからのスタートで2年での再建を目指し
た。結果、初年度に約10億円の改善を果たし、2年目にはコロナ禍でも黒字
決算とすることができた。なお、同院は道内唯一の一類感染症指定医療機関で
あり、市内の3分の1程度のコロナ患者を受け入れている。このような厳しい
環境下においても、やればできるという事例である。なお、仮にこの影響がな
ければ、プラス2億円程度の見込みだった。

　ではなぜ再生ができたのか。最も大切なことは、地域の医療提供状況を客観
的に見据え、自らの機能を見つめ直すことである。ダウンサイズとそれに合わ
せた人員配置、集中治療室の有効活用、連携などが鍵を握る。そして、トップ
がリーダーシップを発揮できる土壌を整えるチームを組成し、参謀が支える仕
組みを構築する。これは自治体病院に限らずあらゆる組織に共通する。

　とかく我々は制度批判という言い訳を繰り返しがちだ。確かに窮屈で裁量権
に乏しい難しい舵取りを余儀なくされるのが自治体病院だ。しかし、地域の医
療提供を真摯に見つめ直し、どうありたいか、そしてどうあるべきかを考え、
ゴールから逆算して今何をすべきか考え、前に向かって行動することが求めら
れている。

第2章

持続可能な病院経営の舵取りを
どうすべきか

2-1

現実は地域医療構想の推計よりも厳しい
―幻想は捨てよ―

（CBnews マネジメント　連載第 133 回 2020 年 10 月 12 日）

　新型コロナウイルス感染症により、2020 年度 4 月の病院業績は医業利益率ベースで前年度比 13.9 ポイント減、5 月は同 17.4 ポイント減と大幅に悪化した。その後、6 月は同 7.5 ポイント減、7 月は同 5.8 ポイント減と推移し、最悪を脱した感はあるものの、いまだ業績悪化に苦しむ病院が多い（**図表 1**）。また、今後、感染が急拡大するやも知れず、先の見えないウイルスとの戦いに病院経営者を悩ませる日々が続いている。

　業績悪化の理由はコロナによる患者数減少である。**図表 2** は 4 月から 7 月

図表 1

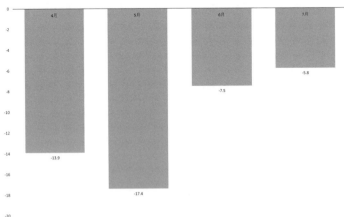

医業利益率の推移　2019 年と 2020 年の%の差

日本病院会・全日本病院協会・日本医療法人協会、「新型コロナウイルス感染拡大による 2020 年 7 月分病院経営状況調査」を基に作成

図表2

コロナ禍での患者数対前年度との増減率、n＝177
（内視鏡n＝176，血管造影n＝171）

	4月単月 増減率	5月単月 増減率	6月単月 増減率	7月単月 増減率	4月～7月 増減率
外来延べ患者数	-21%	-28%	-10%	-12%	-18%
初診紹介患者数	-37%	-42%	-17%	-17%	-28%
入院延べ患者数	-14%	-20%	-15%	-11%	-15%
新入院患者数	-20%	-29%	-13%	-13%	-19%
手術件数（手術室）	-17%	-33%	-12%	-11%	-18%
内視鏡	-34%	-47%	-21%	-15%	-29%
血管造影	-20%	-30%	-10%	-8%	-17%
救急患者受入総数	-35%	-35%	-26%	-19%	-29%
救急車受入総数	-21%	-20%	-14%	-14%	-17%

日本病院会・全日本病院協会・日本医療法人協会、「新型コロナウイルス感染拡大による2020年7月分病院経営状況調査」を基に作成

の診療実績について、日本病院会等のデータから前年度との増減率を見たものであり、5月の患者数が最も少なく、その後、改善傾向にあることが分かる。ただ、7月単月の増減率を見ても、いまだ前年度の水準には至っておらず、厳しい状況は続いている。患者数減少によって、入院・外来共に診療単価は上昇した病院が多いはずだが、患者数減の勢いに単価増が追い付かない状況にある。

　コロナはやがて収束するだろうし、かつての社会生活に戻れば患者の受療行動も回復するはずだという楽観的な見方もある。確かに、感染症との戦いに人類はどこかで打ち克つはずだし、元に戻らなくとも一定のパイは戻ってくることだろう。加えて、将来推計入院患者数を見れば、高齢化が進むことでしばらくは増加傾向が続くはずなのだから、コロナで患者数が減少しても「どこかで一定の入院患者獲得ができるかもしれない」という淡い期待を抱く経営層もおられるようだ。

　もちろん、悲観的になり過ぎる必要はないし、どんなに未来を憂いても現状は何も変わることがない。しかし、病院経営を担う者には組織を存続させ、そして地域医療を支える責任があり、現実は現実として受け止める必要がある。

　本稿では、地域医療構想等で過剰とされてきた急性期医療について、いま一

図表３

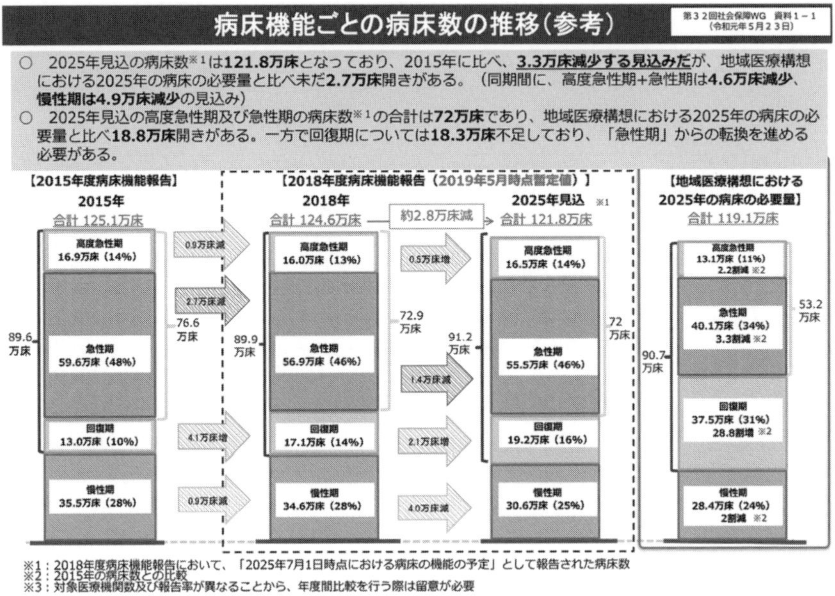

度その現実をデータに基づき確認し、将来に備え我々がなすべきことに言及する。

　図表３は、地域医療構想と病床機能報告のギャップを簡潔にまとめたものだ。25年の地域医療構想で想定されている必要病床数について、高度急性期・急性期が過剰な一方で、回復期は不足することが示されている。地域によって事情は異なるが、この現実から我々は目を背けることはできない。

　その後、2019年9月に再編統合を検討するよう424病院のリストが挙げられ、再編統合は2020年秋口であるちょうど今頃が期限だったわけだが、コロナによって実質延期されることになった。今、不可欠な感染症病床は公立病院が有しているケースが多く、その存在価値をコロナ禍で改めて認めることになったものの、だからといって再編統合の必要がないという議論にはならないだろう。そもそも世の中の急性期病床数は過剰であるというのが、私の理解だ。

図表４
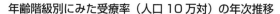

年齢階級別にみた受療率（人口 10 万対）の年次推移

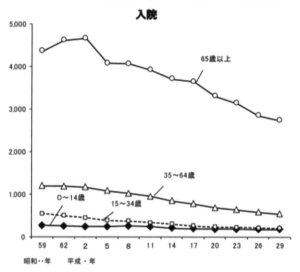

厚生労働省　患者調査

　地域医療構想の 2025 年の必要病床数は、2013 年度の入院受療率（患者数／人口、性・年齢階級別、4 機能別）に 2025 年度の推計人口（性・年齢階級別）を掛け合わせて算出されている。しかし、受療率は長期低落傾向にあり、全般的には今後もその傾向が続くことだろう。

　図表４は患者調査の入院受療率だが、各年齢階級で下落している。患者調査は一定時点における患者数を見たものなので、在院日数短縮の影響は無視できない。ただ、今後も受療率は一定であるという前提の地域医療構想の病床数は、多めに見積もられたものであり、「うちの地域は人口が増えるから患者数はいつか増えるはず」と期待するのは、甘い認識ではないだろうか。

　ただ、診療領域によってその影響は異なるだろう。高齢化に伴って心疾患や肺炎、外傷などは増加する一方で、がん患者はどこかで頭打ちになるという見方が多いようだ。**図表５**を見ると、確かに心疾患と肺炎は増加傾向であるのに対し、がんの入院受療率は減少している。ただし、これは化学療法の外来化の影響を強く受けており、がん患者の外来受療率は上昇している（**図表６**）。

図表 5

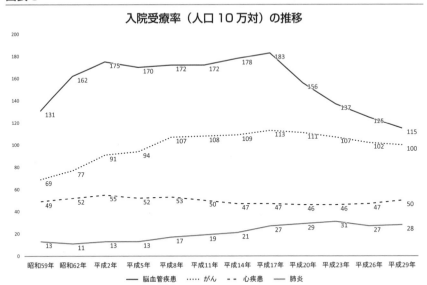

入院受療率（人口 10 万対）の推移

厚生労働省、患者調査

図表 6

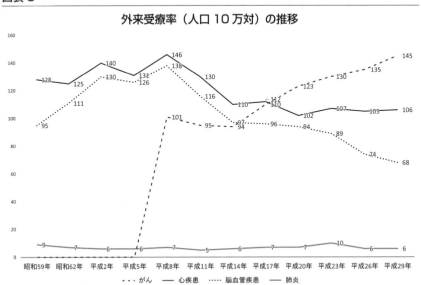

外来受療率（人口 10 万対）の推移

厚生労働省、患者調査

図表7

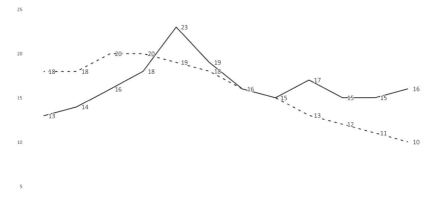

胃の悪性新生物の受療率

昭和59年　昭和62年　平成2年　平成5年　平成8年　平成11年　平成14年　平成17年　平成20年　平成23年　平成26年　平成29年

- - ・入院（人口対10万対）　　　外来（人口対10万対）

厚生労働省、患者調査

図表8

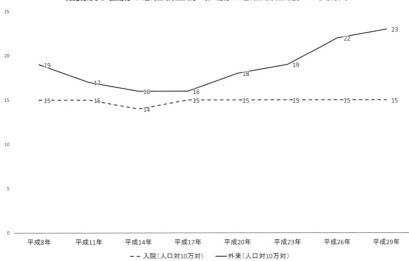

結腸及び直腸の悪性新生物（大腸の悪性新生物）の受療率

平成8年　平成11年　平成14年　平成17年　平成20年　平成23年　平成26年　平成29年

- ‐ 入院（人口対10万対）　　　外来（人口対10万対）

厚生労働省、患者調査

図表9

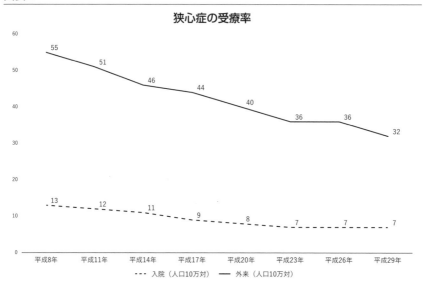

狭心症の受療率

--- 入院（人口10万対）　　—— 外来（人口10万対）

　同じがん患者でも、胃の悪性腫瘍の受療率は下落し続けているのに対し、結腸の悪性腫瘍は横ばいである（**図表7、8**）。いずれも在院日数の短縮や低侵襲化の影響は受けているだろうが、将来、胃の悪性腫瘍の外科的手術は激減するだろう。月に1件程度、胃がんの外科手術を実施する病院もあるが、やがてハイボリュームセンターに集約される運命にあることを前提に考える必要がある。2014年度診療報酬改定でBMIが高値である肥満患者に対する腹腔鏡下スリーブ状胃切除術が評価されたが、欧米では胃がんよりもこちらの手術件数が多いという。我が国も追随する方向かもしれない。

　では、循環器患者が増加するからPCIは増えるかというとそうではない。虚血性心疾患はすでに頭打ちであり、狭心症、急性心筋梗塞の受療率は下落している（**図表9、10**）。我が国のPCI実施率には地域差があり、過剰に実施する施設もあるようだ。そのことは2018年度、2020年度改定でPCI実施に関する基準の厳格化につながったものと推測され、今後も全国的に大幅な増加は期待し得ない。増えるのは高齢者の「濃厚な治療を要しない」緩和ケアなどの心不全だ。

図表10

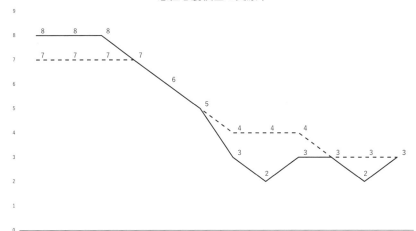

急性心筋梗塞の受療率

- - 入院（人口10万対）　── 外来（人口10万対）

　また、外傷も高齢化で増えそうな感じもするが、コロナで外出しないことにより減少しているし、自動車の自動運転技術がさらに進むだろうから交通外傷は激減していくはずである。

　このように疾患によって異なるものの、将来推計入院患者数が現状の受療率を前提としているのであれば、そもそも推計が過剰である可能性もある。これにコロナの影響が加わるとなれば、もはや入院患者が増加すると期待するのは容易ではない。

　ただ、地域で患者数が増えないことと、自院が獲得できないことは分けて考え、対策を練るべきだろう。質を向上させ地域でのシェア拡大をまずは図り、さらに診療圏を拡大し、遠方からの患者獲得を狙うことも視野に入れることが望ましい。

　次の入院につながりやすい紹介患者の獲得に向けて連携を強化することは、アフターコロナでも徹底すべきことだ。そして、得意分野への予算配分を重点的に行い、差別化を実現し、実績を広報するなどの取組はより一層行うべきだろう。ただ、現実を見据えて最悪のパターンも考慮し、それに合わせたコスト

構造を考えていくことも必要である。やはりダウンサイズ、病床機能見直しを念頭に置きながら、あらゆる意思決定を行うべきである。

　かつてのように診療報酬のプラス改定が続き、人口も増加した時代は戻ってこない。厳しい環境下だからこそ、冷静に自らの立ち位置を見直し、地域に不可欠な医療を提供することが求められている。

2-2

患者移動の実態から高度急性期病院の患者獲得を考える

(CBnews マネジメント 連載第 140 回 2021 年 2 月 1 日)

2020 年度第 1 四半期は、新型コロナウイルス感染症の拡大による緊急事態宣言が初めて発令された時期であり、不要不急の外出自粛が叫ばれた影響からも、日本病院会等による経営調査では患者数が 20 ％程度減少し、病院の財務状況は著しく悪化した。現在は 11 の都府県に対して 2 度目の緊急事態宣言中だが、重症患者が増加しており通常の医療提供に支障を来す状況に陥りつつある。もちろん、この状況に対して国は多額の支援をしてくれており、コロナバブルに踊る医療機関もあるという噂だ。ただ、財源が限られる中、いつまでも支援が続くわけではないだろうから、医療機関はこのような状況下でも患者数獲得に向けての取組を継続する必要がある。

コロナ禍での患者の受療行動の変化については、「CBnews マネジメント（連載第 113 回）」（CB ホールディングス）で渡辺優氏が取り上げており、コロナで遠方からの患者獲得が難しくなっており、特に広域から患者を集める高度急性期病院に影響があることを指摘されている。筋が通った適切な指摘であるが、個別病院のデータであり、サンプル数が限られ一般化できるのか検証が必要だと感じた。そして遠方の患者が減少したというが、遠方患者が病院全体のどのくらいを占めているかは記述がなかった。仮にその割合が低いのであれば、業績に対する影響も寡少といえるだろう。また、入院患者の来院エリアを最小で 2 キロ圏内、最大で 10 キロ超としているが、高度急性期病院にとって 10 キロは診療圏が狭いと考えた。

そこで本稿では、6 つの大学病院と 6 つの DPC 特定病院群における一般病院のデータを用いて、患者移動状況の実態を把握し、高度急性期病院における

図表1

2019年4月-6月と2020年4月-6月の退院患者数の増減

施設名	退院患者増減	予定入院増減	緊急入院増減	手術あり増減	手術なし増減
H特定病院	-1%	0%	-3%	2%	-3%
C大学病院	-6%	-2%	-16%	-6%	-6%
L特定病院	-8%	-8%	-7%	-4%	-12%
J特定病院	-8%	-6%	-9%	-3%	-12%
K特定病院	-17%	-21%	-12%	-18%	-15%
D大学病院	-18%	-18%	-17%	-18%	-18%
A大学病院	-22%	-23%	-19%	-15%	-30%
F大学病院	-23%	-31%	-9%	-23%	-24%
I特定病院	-25%	-33%	-18%	-27%	-24%
E大学病院	-26%	-34%	-5%	-25%	-27%
B大学病院	-31%	-26%	-38%	-36%	-27%
G特定病院	-34%	-34%	-35%	-37%	-32%
全体	-19%	-21%	-20%	-19%	-21%

各病院から収集したデータを基に作成（以下同様）

今後の地域連携の在り方を探っていく。なお、データは2019年4月-6月と2020年4月-6月の8万9,330人の退院患者を対象にしており、12病院の平均病床数は649である。診療圏として同一市区町村内、二次医療圏内（同一市区町村内を除く）、二次医療圏外（同一都道府県内）、都道府県外という4つのくくりで分析を行った。

　図表1は、12病院の退院患者数の増減を見たもので、全体では19％の減少となり、全国の急性期病院の減少とほぼ同程度といえるだろう。参考までに、予定・緊急別、手術有無別の患者増減も掲載している。患者数の減少は、地域や病院機能、診療科構成、コロナ患者受入れの有無、病院の取組などによって変わってくるところだ。

　図表2は、病院別に退院患者の居住地を見たものであり、二次医療圏外患者（都道府県内・県外患者）の割合はコロナ禍の2020年の方がわずか1ポイントであるが増加している。高度医療を必要とする患者の境界をまたいだ受療が、コロナ禍でも一定程度行われたことになる。なお、本分析に当たっては、同一市区町村内患者をまずは抽出し①、それを除く二次医療圏内患者を②、二次医療圏以外の都道府県内患者を③、都道府県外患者を④としている（**図表**

図表2

退院患者の居住地

施設名	2019年4月～6月				2020年4月～6月			
	市区町村内	二次医療圏内	都道府県内	都道府県外	市区町村内	二次医療圏内	都道府県内	都道府県外
K特定病院	19%	42%	36%	3%	19%	43%	35%	3%
G特定病院	15%	76%	9%	1%	11%	80%	8%	1%
A大学病院	13%	35%	48%	3%	13%	37%	47%	3%
H特定病院	10%	33%	55%	2%	11%	31%	56%	1%
E大学病院	14%	56%	17%	13%	16%	59%	14%	11%
C大学病院	63%	14%	20%	2%	63%	15%	21%	2%
F大学病院	40%	26%	31%	3%	42%	24%	32%	2%
B大学病院	70%	7%	6%	17%	73%	7%	6%	15%
J特定病院	46%	42%	10%	2%	46%	42%	9%	2%
D大学病院	12%	55%	28%	5%	11%	55%	30%	2%
L特定病院	25%	46%	15%	14%	25%	42%	17%	16%
I特定病院	79%	15%	4%	2%	81%	13%	5%	1%
全体	35%	37%	23%	5%	35%	37%	23%	6%

図表3

退院患者の居住地　用語のイメージ

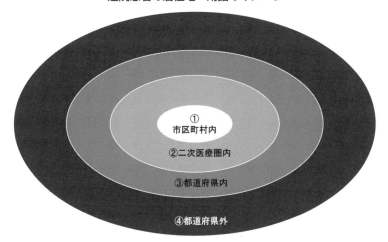

3)。

　図表4は、患者居住地別の増減を見たものであり、都道府県外患者の割合が減少していたが、そもそも都道府県外患者は全体では6%と全体に対する影響は軽微だ。もちろん、二次医療圏や都道府県の境界線に立地する場合や、交通事情の影響もあるので、一律に何パーセントを遠方から獲得するのが望まし

図表4

2019年4月－6月と2020年4月－6月　患者の居住地別　増減

施設名	市区町村内	二次医療圏内	都道府県内	都道府県外	前年度との増減率
H特定病院	11%	-5%	0%	-23%	-1%
C大学病院	-7%	-4%	-4%	-22%	-6%
L特定病院	-11%	-15%	7%	6%	-8%
J特定病院	-9%	-6%	-15%	3%	-8%
K特定病院	-18%	-14%	-19%	-6%	-17%
D大学病院	-21%	-18%	-14%	-35%	-18%
A大学病院	-24%	-18%	-23%	-31%	-22%
F大学病院	-21%	-30%	-19%	-36%	-23%
I特定病院	-24%	-33%	-12%	-44%	-25%
E大学病院	-15%	-22%	-38%	-38%	-26%
B大学病院	-29%	-36%	-29%	-40%	-31%
G特定病院	-49%	-30%	-45%	-5%	-34%
全体	-19%	-19%	-16%	-24%	-19%

図表5

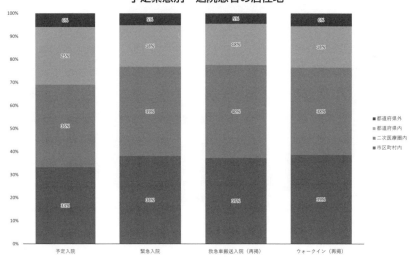

予定緊急別　退院患者の居住地

いとは言えないし、二次医療圏内での浸透率を高めシェアを獲得していくことが、多くの病院にとっては現実的な選択になることだろう。

　図表5は、予定・緊急別の患者居住地を12病院まとめて集計したものであ

図表6

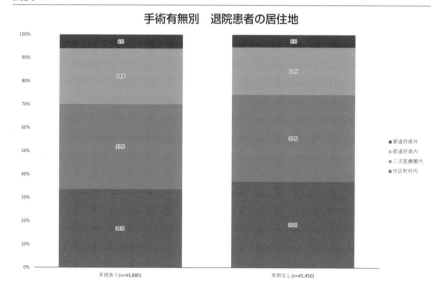

手術有無別　退院患者の居住地

り、当初の仮説通り予定入院の方が遠方からの患者は多かった。さらに手術の有無別では、手術あり患者ほど遠方から来るものと予想したが、それほどの差異ではなかった（**図表6**）。年代別では、小児や高齢者は二次医療圏を超えた遠方からの受療が少なく、渡辺氏の分析と共通点はあるものの、分析対象病院はNICUなどを有する小児周産期の拠点病院であるので、結果には若干の違いも見られる（**図表7**）。やはり、ボリュームゾーンであり、かつ在院日数が短く手術実施率も高い60歳代から70歳代の患者獲得が、病院としては重要になるだろうし、その世代およびその子どもたちから選ばれる広報の在り方を検討する必要がある。

　このことが主要診療領域別の退院患者の居住地にも影響しており、二次医療圏外からの患者移動が見られるのは新生児系疾患で、次いで眼科系、筋骨格系であった（**図表8**）。新生児系疾患は、小児周産期の拠点病院が限定されるため、遠方からも患者が来院することを意味している。眼科系については意外に感じられた方もおられるだろう。白内障手術患者は遠方には移動しないかというと、27％は二次医療圏外であり、緑内障や網膜剥離はさらに遠方からの移動

図表 7

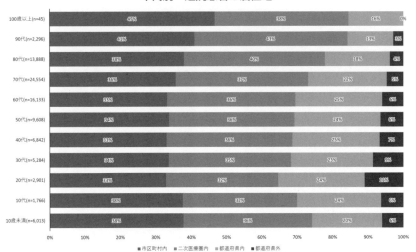

図表 8

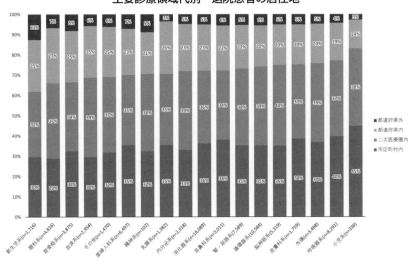

図表9

傷病名別　退院患者の居住地

傷病名	市区町村内	二次医療圏内	都道府県内	都道府県外	退院患者数
肺の悪性腫瘍	38%	38%	21%	4%	3328
狭心症、慢性虚血性心疾患	34%	41%	20%	5%	2857
白内障、水晶体の疾患	31%	42%	21%	6%	2111
胃の悪性腫瘍	35%	37%	23%	4%	1696
前立腺の悪性腫瘍	31%	37%	27%	4%	1654
慢性腎炎症候群・慢性間質性腎炎・慢性腎不全	32%	41%	19%	8%	1621
心不全	41%	38%	17%	4%	1606
肝・肝内胆管の悪性腫瘍（続発性を含む。）	30%	29%	34%	6%	1538
子宮頸・体部の悪性腫瘍	35%	33%	28%	4%	1493
脳梗塞	41%	42%	13%	4%	1485
頻脈性不整脈	36%	34%	24%	6%	1483
結腸（虫垂を含む。）の悪性腫瘍	37%	38%	21%	4%	1427
乳房の悪性腫瘍	36%	35%	26%	3%	1353
胆管（肝内外）結石、胆管炎	34%	40%	20%	5%	1331
非ホジキンリンパ腫	28%	42%	25%	5%	1311
肺炎等	44%	39%	13%	4%	1285
小腸大腸の良性疾患（良性腫瘍を含む。）	44%	34%	19%	3%	1277
妊娠期間短縮、低出産体重に関連する障害	29%	33%	23%	14%	1192
膀胱腫瘍	39%	35%	22%	5%	1187
膵臓、脾臓の腫瘍	31%	39%	26%	4%	1067
食道の悪性腫瘍（頸部を含む。）	33%	31%	32%	4%	1047
胎児及び胎児付属物の異常	38%	32%	19%	11%	986
閉塞性動脈疾患	33%	42%	19%	5%	913
直腸肛門（直腸S状部から肛門）の悪性腫瘍	40%	38%	19%	4%	884
徐脈性不整脈	37%	40%	17%	5%	855
弁膜症（連合弁膜症を含む。）	28%	35%	29%	8%	768
卵巣・子宮附属器の悪性腫瘍	43%	28%	23%	6%	756
急性心筋梗塞（続発性合併症を含む。）、再発性心筋梗塞	36%	42%	16%	6%	710
ヘルニアの記載のない腸閉塞	41%	35%	20%	3%	664
頭頸部悪性腫瘍	24%	33%	39%	4%	660
緑内障	23%	30%	34%	13%	629
誤嚥性肺炎	46%	37%	14%	3%	627
鼠径ヘルニア	42%	38%	16%	3%	622
重篤な臓器病変を伴う全身性自己免疫疾患	33%	34%	25%	8%	610
頭蓋・頭蓋内損傷	40%	39%	16%	5%	606
分娩の異常	28%	45%	19%	8%	590
脳腫瘍	27%	35%	35%	4%	579
非外傷性頭蓋内血腫（非外傷性硬膜下血腫以外）	39%	42%	13%	5%	559
虫垂炎	45%	39%	11%	5%	554
食道、胃、十二指腸、他腸の炎症（その他良性疾患）	36%	37%	21%	6%	538
子宮の良性腫瘍	32%	40%	23%	5%	537
間質性肺炎	41%	32%	20%	7%	533
網膜剥離	27%	33%	34%	5%	528

があり、それぞれ47％と39％であった（**図表9**）。

　コモンディジーズに見えても、地域で手に負えない患者は遠方まで移動する
こともあるのだろうし、ブランドが確立されているから、広域から患者を集め
られているのかもしれない。筋骨格系はその多くが整形外科患者になるが、命
に関わらない予定手術については、実績がある施設を探して遠方からも患者が
押し寄せてくることを意味している。

　なお、傷病名別で見ると、肝、肝内胆管の悪性腫瘍は症例数が多く、二次医
療圏外割合が40％と、遠方からの患者獲得が見込める領域だといえるだろう。

図表 10

肝、肝内胆管の悪性腫瘍　退院患者の居住地

施設名	市区町村内	二次医療圏内	都道府県内	都道府県外	退院患者数
A大学病院	10%	32%	54%	4%	306
K特定病院	14%	25%	54%	7%	292
C大学病院	69%	13%	17%	1%	173
B大学病院	60%	5%	11%	24%	157
J特定病院	39%	47%	13%	1%	142
D大学病院	17%	40%	40%	2%	99
E大学病院	13%	49%	26%	11%	91
L特定病院	19%	51%	15%	16%	75
H特定病院	15%	25%	58%	2%	65
I特定病院	79%	21%	0%	0%	63
F大学病院	36%	10%	55%	0%	42
G特定病院	12%	82%	6%	0%	33

図表 11

頻脈性不整脈　退院患者の居住地

施設名	市区町村内	二次医療圏内	都道府県内	都道府県外	退院患者数
J特定病院	42%	36%	22%	1%	267
A大学病院	19%	49%	32%	1%	197
K特定病院	18%	32%	48%	2%	181
B大学病院	71%	6%	8%	16%	157
L特定病院	26%	41%	20%	14%	133
D大学病院	12%	48%	37%	3%	126
I特定病院	75%	17%	7%	1%	121
E大学病院	7%	50%	20%	24%	107
C大学病院	69%	11%	20%	0%	83
G特定病院	26%	64%	10%	0%	58
F大学病院	45%	26%	25%	4%	53

図表 10 は分析対象の 6 か月間の症例数であるが、退院患者数が多い病院は二次医療圏外からの患者獲得を行っており、診療圏を広げていることが分かった。

　さらに手術室以外の症例では、頻脈性不整脈が遠方からの患者移動が見られた（**図表 11**）。頻脈性不整脈のカテーテルアブレーションに地域差があることは **1-8** で指摘し、専門医数との相関が強いという結果であった。なお、論文中では 90 病院から集めた 2017 年 4 月から 2019 年 3 月までの 2 万 43 症例につ

いて都道府県外患者割合を調べたところ、ちょうど6%であり、今回の分析と同じであった（※）。

　都道府県外の遠方から患者を呼び込めればいいが、それは多くの場合は現実的ではなく、今ある市場の中でいかにシェアを高めるかが鍵を握る。もしも自院が立地する地域で対象の患者が少ないのであれば、体制強化によって症例数を増やせる可能性が高いし、そのためにはかかりつけ医や中小規模病院との連携強化が不可欠である。

　一方、すでに飽和状態にある地域に立地する場合、都道府県外からの患者を呼び込まない限り症例数は増えず、専門医が過剰となり赤字に陥る危険性もある。ただ、多くの疾患で都道府県外から患者を獲得できる期待は薄い。

　「うちは何でもできる総合病院です」という看板だけで、患者が集まる時代ではない。特に都市部においては差別化の要素が不可欠だ。一方で、都市部以外は患者が圏域外に移動してしまう。強みをさらに際立たせることが重要で、それが地域全体の機能分化と連携体制構築にもつながっていくことだろう。

（※）Takahiro Inoue, Hiroyo Kuwabara, Regional variation in the use of catheter ablation for patients with arrhythmia in Japan, Journal of Arrhythmia, 2020.

2-3

働き方改革に沿った対策から
「真水の増収」が期待できる

（CBnews マネジメント 連載第128回 2020年7月20日）

　1-3 では、落ち込んだ病院業績を回復させるために、稼働率が下がった今だからこそ、病棟再編を思い切って行うことを提案した。しかし、東京都の新規感染者数が過去最多を更新する状況になり、これを含む近県の入院患者数が増加してきており、病棟再編どころか新型コロナウイルス感染症への対応に再び頭を悩ませるようになっている。

　そこで、本稿はより現実的に、そして短期的に実現可能な看護補助者の配置を手厚く行い、働き方改革への対応をも同時に達成する取組を紹介する。

　図表1は有効求人倍率の推移を見たもので、2018年には1.6倍程度まで上昇し、1973年のオイルショック時並みの水準に達していた。つまり、人手不足のため、求人を出したところで病院に働き手が集まる状況ではなかった。

　ところが、新型コロナウイルス感染症によって需給が一転し、ここ数か月で有効求人倍率が大幅に下落した。今後、1.0を下回る可能性は十分にある。有効求人倍率が1.0を下回るということは、簡単に言えば、働きたくても働く場所がないことを意味している。このようなときにこそ、病院が地域の雇用を支える場となり得る。診療報酬改定でも、急性期看護補助体制加算等の引上げが前回に引き続き、2020年度改定でも行われたことは、記憶に新しい（**図表2**）。

　もちろん、すでに最上位の加算を届け出ている病院も多く、これ以上の過剰配置をしても「人件費の持ち出しになるだけ」というケースも存在する。しかし、そのような病院であっても雇用が冷え込んでいる今だからこそ、積極的な採用を行い、働き方改革に向けた対応を行うという選択肢がある。その取組

図表1

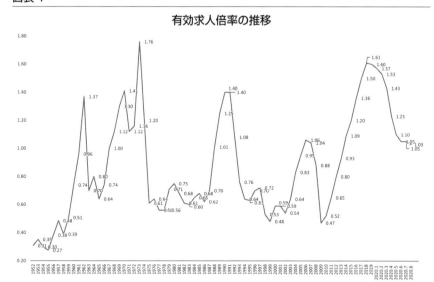

有効求人倍率の推移

厚生労働省資料を基に作成

図表2

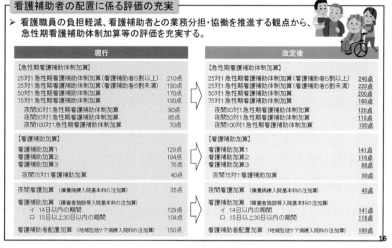

厚生労働省資料より

が、次回の診療報酬改定で評価されるかもしれない。

　本稿では、特に高い報酬が設定されている「夜間 100 対 1 急性期看護補助体制加算」等の届出を実現するための施策について、具体的な事例を交えて検討していく。

1.　看護補助者は「絶滅危惧」なのか？

　人手不足の時代に看護補助者、特に夜間の看護補助者を採用することは、極めて難しい「絶滅危惧」だというのが医療関係者の共通認識だろう。このことは、有効求人倍率が低下したからといって、すぐに好転するようなことではない。実際、千葉大学病院などで届出をしようとした際に、人事担当者から「求人を出しても人が来ません」と、何度も言われたことを記憶している。確かに担当者からすれば、その通りであり、だからこそ高額の評価が行われているからといって容易に届け出るには至らないわけだ。

　しかし、千葉大学病院では 2019 年 10 月に、そして私が関係する他の多くの病院でもすでに、届出を行うことができた。もちろん、地域に固有の事情などから唯一絶対の方法があるわけではないのだが、「定石が見えてきた」と感じている。届出に向けては、以下の 4 つに配慮することが求められる。

　まず 1 つ目は、当たり前のことだが、待遇の改善が必須である。地域の雇用の事情により働く場所が他にもあるのだとすれば、「楽で稼げる」所に人が集まりやすくなる。病院の夜間の看護補助者に、「楽」というイメージを持つ方は稀であろうから、お給料が安ければそもそも見向きもされない。一律に「いくら」と決められるものではないが、1,500 円程度の時給を支払わないと競争力はないだろう。そして、待遇は金銭面だけではない。看護部の補助者だからといって軽視せずに、1 人の大切な職業人として尊重し、病院として大切に育てるなどの環境整備が欠かせない。そうでなければ、ヘルパー 2 級などを有する方は、より待遇がよくて、大切にされて、働きやすい介護施設で働くことを望むだろう。

　2 つ目が、どのような業務を実施してもらうか、あらかじめその範囲を明示しておくことだ。「看護補助者を募集します」では、何をするのか分からない。看護師が、過酷な勤務環境にあるというイメージを持つ方も多く、その補

助者となると「さぞかし大変だ」と解釈されていることだろう。特に敬遠されるのが「排泄・入浴介助」、そして「車いすの乗り降り、体位交換」だという。これらは「看護補助者なのだから実施するのが当然」と病院側は考えがちなのだが、経験がない素人からすれば、けがをしないか、うまくできるのか、不安を感じるものだ。

　そこで病院によっては、これらの業務から看護補助者を対象外にして、あるいは看護師がメインでそのサポートを行うなどの配慮をしている。看護補助者の対象業務は幅広く、特に夜間にはどんな業務を行ってもらいたいのか、現場の意向を踏まえて、補助者として働く方の気持ちを尊重し、業務設計を行うことが重要である。

　3つ目は、院内のやりくりで時間数が確保できる部分もあることだ。病院にはヘルパーだけでなく、クラーク、メッセンジャーなど、多様な職種が働いており、その中から看護補助に該当する部分を抽出し、看護補助者として登録することも可能かもしれない。さらに、登録された看護補助者の勤務時間をシフト制にすることで、夜間配置時間を増加させることもできる。例えば、8：00－16：45勤務の終了時間を30分後ろ倒しにするなどだ。9名を対象に、1人当たり30分を20日実施すれば、90時間のプラスになる。ただ、これだけで時間数を確保できるかというと、そうはいかないだろう。

　そこで4つ目は、本気で採用しようとする姿勢だ。届出にあたっては、看護部任せでは事が進まないし、事務だけでもうまくいかない。経営陣が本気度を示し、あらゆる可能性を探ることが必要だ。その際には派遣会社を活用し、人集めに協力してもらうことや、前述した業務設計をコンサルティング会社などに依頼することも、検討に値する。病棟により任せる業務が異なるため、看護部の意向と働き手の気持ちを一致させる取組を進める必要がある。

　図表3は、千葉大学病院が届出に必要だった人員等の状況であり、夜間の1,200時間分の労働力を確保することは容易ではない状況だった。しかし、上述した様々な施策でこれらを実現したことにより、医療機関別係数は上昇した（**図表4**）。

　なお、2020年度改定では、夜間100対1急性期看護補助体制加算が70点か

図表3

急性期看護補助体制加算（夜間 100 対 1）の取得には 1,200 時間が必要であった。

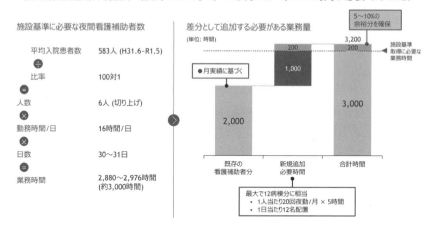

図表4

千葉大学医学部附属病院　医療機関別係数の推移

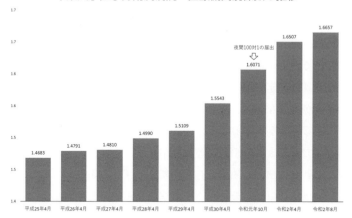

19 年 10 月は消費税対応の診療報酬改定があり、基礎係数等が変更になっている。

ら 100 点に引き上げられた。夜間看護体制加算がさらに 60 点追加されるの
で、現状では大幅な増収となった（DPC ／ PDPS の機能評価係数Ⅰでは夜間 100
対 1 急性期看護補助体制加算が 0.0253 と夜間看護体制加算が 0.0152）。千葉大学病
院では、月当たり約 1,800 万円の増収になり、届出のための業務時間が約 3,000

時間だとすると、時給6,000円に相当する。仮に、この報酬全てを看護補助者の時間単価とすると、驚くほど高い設定になっている。

　今、病院の財務状況は極めて厳しい。患者が戻ってこない現状で、できる施策は限られていることだろう。だとしたら、「真水の増収」が期待できるこのような取組は有効だ。実際、雇用の需給が変わりつつある今日、この取組は実現可能性が高くなり、上位の届出を目指すという選択肢は働き方改革にも沿う。

　ただ、一度届出をしても退職者が続出するなどにより、継続できないケースも少なくない。適切な管理を看護部任せでなく、事務部門なども介入し、病院全体で行っていかなければならない。そして、看護補助者を「人財」として病院の財産に位置付け、愛をもって温かく接し、中・長期的な視点で育成していくことを、忘れてはならない。

　やりがいが感じられる仕事でなければ、長く続けることは難しい。待遇だけでなく、「この仕事をしてよかった」と心から思ってくれるスタッフを育てられることが、病院の成長につながる。

2-4

買い手市場の今こそ MR の有効活用を

（CBnews マネジメント 連載第 129 回 2020 年 8 月 4 日）

　有効求人倍率の下落が止まらない（**図表 1**）。これに伴って失業率が上昇しており、つい最近まで働き手がいないと嘆く経営者が多かったのが嘘のようだ。さらに、早期退職者の募集があちこちで行われており、このことは医療機関にも影響を及ぼす。関連業界では、製薬会社でもリストラが既に始まっている。

　例えば、業界で国内最大手の武田薬品工業は、組織力の向上策として、「自らの生涯設計に基づき転進を希望する従業員に対しては、早期の退職と転進を支援する『フューチャー・キャリア・プログラム』を導入する」方針をホームページで明らかにしている。これは希望退職制度のことを意味し、リストラの一環と捉えることもできる。

　実際、国内で新型コロナウイルス感染症が蔓延してから、製薬会社の MR（医薬情報担当者）は病院への出入りが禁じられるケースが多く、医薬品の情報提供の在り方が変わってきている。

　また、これまで製薬会社のサポートによる講演会が各地で開催されてきたが、それも相次いで中止になっており、今後はオンラインでの講演会が中心となっていくことが予想される。そうなると、MR が大量に不要となる可能性もある。

　図表 2 は、国内での MR 数の推移を示したもの。それによると、MR は 2013 年の 6 万 5,752 人をピークに減少の一途をたどっており、5 万人を下回るのは目前だ。

　MR は高年収で、他の医療職よりも転職がしやすい上、医療に携わるやりが

図表 1

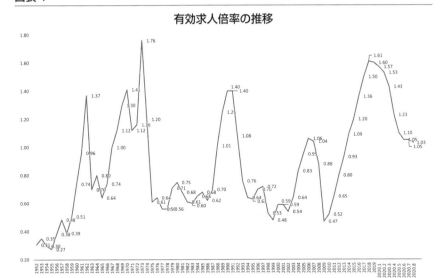

厚生労働省資料を基に作成。有効求人倍率（パートタイムを含む一般）【実数】

図表 2

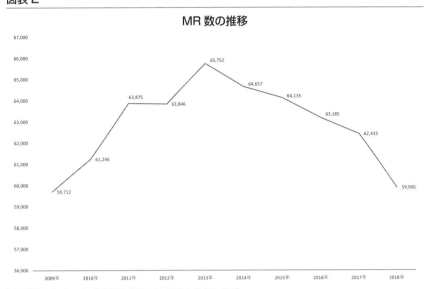

MR 認定センターの「2019 年版 MR 白書」を基に作成

いのある職業というイメージを持つ人が多いのではないだろうか。

　しかし、新型コロナに伴って、「MRが病院に来なくても困らない」と考える医療者が多く、それでも一定の売上が期待できる製薬会社としては、今後のMRの在り方を考える時期に来ているだろう。前述した武田薬品工業のケースに限らず、早期退職優遇制度を既に導入している同業他社も多く、MRの数は今後減少することが予想される。

　では、医師らのパートナーとして医療を共に支えるMRを、医療界として有効活用する方法はないのだろうか。

1．MR経験者の可能性

　私が関係する幾つかの病院では、定年退職したMR経験者を再雇用し、地域医療連携の担当者として活用した事例がある。どの病院もコロナ禍で紹介患者数が激減し、まだ元には戻っていないだろう。そうすると、これまで以上に地域医療連携が重要となり、「顔の見える連携」に注力する医療機関が多くなるはずだ。

　実際、周辺の医療機関へのあいさつ回りを医師に課す病院が多いほか、病院長自らが地域の病院や診療所を1つ1つ訪問することも少なくない。知っている医師に患者を紹介した方が安心だし、治療終了後には必ず患者を紹介元に戻すと約束してくれる医師に患者の紹介が集まるのは当然だろう。しかし、営業をしたことがない「先生」に開業医回りをしてもらうのは酷な感じもする。

　そこで、開業医回りにMR経験者を有効活用するという選択肢が浮かび上がってくる。優秀なMRは医師の懐へ入り込むことに長けているだけでなく、既に地域の医療機関とのパイプを持っているかもしれない。医師自らが、「私はこういう手術が得意なので患者を紹介してください」とアピールするよりも、地域連携の担当者としてMR経験者を送り込めば、第三者的な立場での広報を行うことができるだろう。

　また、医師、あるいは病院の地域医療連携担当者が単独で開業医回りをするよりも、それにMR経験者を帯同させれば地域での関係づくりがより円滑に進むだろう。さらに、高学歴で様々なビジネス経験のあるMR経験者も少なくない。

　加えて、医療業界に精通し、現場の医療職とも自然に話ができる MR 経験者も多いため、そのような人に経営企画を担ってもらうという選択もあるだろう。財務に精通した金融機関の経験者よりも、MR 経験者はさらなる付加価値をもたらしてくれる期待もある。

2. 弾力的な働き方の導入も一法

　ただ、病院が MR 経験者を採用し、定着させるのは容易ではないという現実もある。まず採用がうまくいかない。その理由として真っ先に挙げられるのは、給与など待遇面での不一致だ。MR 経験者の中には病院で働きたいと思っている人もいるはずだが、そのような希望を持つ人が家族のことを考えると尻込みしてしまうケースも少なくないと考えられる。

　病院の事務職員として働く場合、製薬会社と比べて給与面でどうしても見劣りしてしまうからだ。転勤が多い MR にとって地元密着型の病院は魅力かもしれない。そして、より医療現場に近い所で働けるという仕事のやりがいなどもある。

　病院が MR 経験者を採用する際に、それらのメリットをアピールすることは大切だが、それだけではうまくいかない。かといって、給与面での求職者の要望に十分に応えられない場合もある。そうだとすれば、医師と同じように非常勤での勤務を認めるという選択肢もある。採用した MR 経験者に地域医療連携を担ってもらうのであれば、午後からの業務が中心になることが予想されることから、「週に 2 日、午前中は別の仕事をしてもいい」など働き方に弾力性を持たせるという選択肢もあるだろう。

　あるいは、地域の他の医療機関と連携し、MR 経験者が複数の施設から報酬を得ることを認めて地域全体で雇用するという方法もあり得るかもしれない。ただ、優秀な人材が、仮に経営企画と地域医療連携の両方を担ってくれるのなら、相応の待遇を用意することが望ましい。ハードルは高いが、ぜひ挑戦してほしい。

3. 地域医療連携での「宿題」は病院全体で解決を

　採用に至っても、MR 経験者が定着しないケースも少なくない。採用され、

地域医療連携の担当者として配置された MR 経験者は、開業医回りをそつな
くこなしてくれるだろう。慣れていない病院の事務職員よりも、はるかにス
マートなはずだ。ただ、MR 経験者が開業医回りをすれば、様々なクレームや
要望を預かってくることになる。それを院内に持ち帰って担当医に伝えても、
真摯に受け止めてくれない場合もある。「先生」は批判されるのを嫌がる傾向
があるからだ。

　しかし、その要望に応えなければ次の患者の紹介は期待できないし、病院の
成長にもつながらない。地域医療連携で預かった「宿題」を病院全体の課題と
して捉え、MR 経験者が再び開業医回りをする際にきちんと解決できるような
対応を取らなければならない。その意味で、地域医療連携を担う MR 経験者
に経営企画も併任させる方法は有効だ。またトップマネジメントなど経営者ら
の前で定期的にプレゼンテーションする機会を与える、あるいは院内で一定の
権限を付与するといった工夫をすることも望ましい。

　「1 人の MR 経験者を現場に投入すれば、地域医療連携がうまくいくはずだ」
と考えるのは安直過ぎる。皆でサポートする姿勢がなければ、優秀な人ほど嫌
気が差して組織を離れていくだろう。

　なお、新型コロナの感染拡大によってあり方を変えざるを得なくなったのは
MR だけではなく、病院も同じだ。従来型の運営モデルが当てはまらない状況
になりつつある。

　「ウィズコロナ・ポストコロナ時代」に合った病院の運営モデルの答えは、
すぐに見つからないかもしれない。ただ、それぞれがその答えを模索しなが
ら、今まで以上に襟を正し、患者に優しい、良質な医療を提供する。病院が生
き残るには、こうした姿勢が求められている。

2-5

2020 年度、機能評価係数 II から見えること

（CBnews マネジメント 連載第 135 回 2020 年 11 月 9 日）

　北海道など寒冷地で新型コロナウイルスの第 3 波の懸念が広がりつつあるが、多くの病院業績はコロナ前の状況に近づきつつあるだろう。1-7「いよいよ本格稼働の時、強きはより強く弱きは衰退へ」で取り上げたが、9 月が 1 つのターニングポイントであり、同月に前年度実績を上回ったケースは少なくない。この状況がいつまで続くのかという不安を抱えつつも、我々は将来に目を向けた取組を日々継続することが求められる。

　2020 年 10 月からは、2022 年度診療報酬改定に向けた基礎係数および機能評価係数 II の実績評価期間に入っている。これらの評価基準はすでに固まっており、機能評価係数 II の実態は明らかにされている。ただ、DPC 対象病院が 1,757 病院と過去最高になり、DPC 算定病床を地域包括ケア病棟に転換する動きが目立つ中で、今までとは異なる状況が見える可能性もある。本稿では、2020 年度機能評価係数 II の実態に迫り、特に複雑性係数と効率性係数について地域包括ケア病棟の有無、病院の専門特性等を踏まえた再検証を行う。

　図表 1 は、機能評価係数 II の各項目と機能評価係数 II 合計の相関係数を医療機関群別に示したものであり、相関係数が 0.4 以上の項目に色を付けている。機能評価係数 II の 6 項目については均等配分で、全国の DPC 対象病院に用意される予算は変わらないわけだが、項目によって差がつきやすいものとそうではないものがあるということだ。

　その一例として DPC 標準病院群について、救急医療係数と機能評価係数 II 合計の病院ごとの分布を見ると、確かに両者には相関があるように見える（図

図表1

機能評価係数Ⅱ各項目と機能評価係数Ⅱ合計の相関係数

【2019（平成30）年度】

機能評価係数Ⅱ	大学病院本院群	DPC特定病院群	DPC標準病院群
保険診療係数	-0.01	0.02	0.14
効率性係数	0.18	0.36	0.33
複雑性係数	0.66	0.33	0.13
カバー率係数	0.30	0.33	0.67
救急医療係数	0.26	0.43	0.60
地域医療係数	0.52	0.71	0.72
体制評価係数	0.60	0.61	0.76
定量評価係数（小児）	0.43	0.59	0.58
定量評価係数（小児以外）	0.37	0.64	0.58
DPC算定病床数	0.21	0.26	0.64

【2020（令和2）年度】

	大学病院本院群	DPC特定病院群	DPC標準病院群
保険診療係数	0.23	0.05	0.15
効率性係数	0.29	0.44	0.36
複雑性係数	0.66	0.41	0.09
カバー率係数	0.25	0.32	0.69
救急医療係数	0.22	0.45	0.61
地域医療係数	0.52	0.69	0.73
体制評価係数	0.56	0.60	0.77
定量評価係数（小児）	0.43	0.57	0.58
定量評価係数（小児以外）	0.39	0.63	0.60
病床数	0.18	0.22	0.64

表2）。

救急医療係数は機能評価係数Ⅱの内訳だから、ある意味当然なわけだが、同じことを効率性係数で見ると分布は異なる（**図表3**）。なお、両者はいずれも全群共通で評価されている。

これをもって「救急医療係数が重要であり、効率性係数は軽んじてよい」ということにはならない。ただ、全体的な傾向から見て、救急医療係数が高い病院ほど機能評価係数Ⅱ合計が優れた結果であったことを意味している。個々の病院の視点からすれば、もちろん在院日数の短縮を図る効率性係数で高い評価を受けることも重要になる。

図表 2

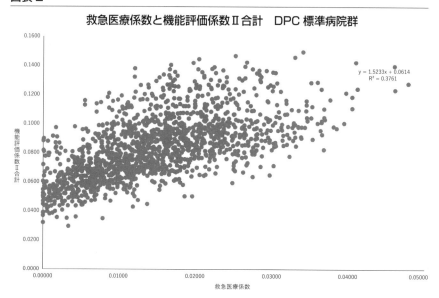

救急医療係数と機能評価係数 II 合計　DPC 標準病院群

図表 3

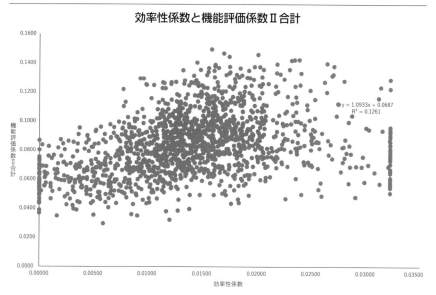

効率性係数と機能評価係数 II 合計

図表 4

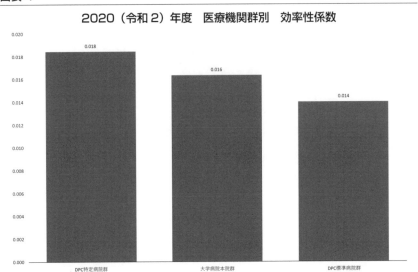

2020（令和 2）年度　医療機関群別　効率性係数

　ここで再び**図表 1** に目を戻すと、2020 年度改定後の DPC 特定病院群で効率性係数および複雑性係数に色が付いている。相関係数 0.4 以上をここでは中程度の相関と考え、色分けした。0.4 以上は 1 つの目安にすぎないが、これらの係数で以前よりもその重要度が増す可能性もある。

　図表 4 は医療機関群別に効率性係数の平均値を見たものであり、DPC 特定病院群が高い評価を受けている。これらは全群共通の評価であるから、DPC 特定病院群は在院日数が短く、高回転の病床運営を行っている傾向があるため、だからこそ診療密度が高くなっている。ただ、DPC 特定病院群で複雑性係数と効率性係数で相関係数が高まっていることから、在院日数を調整して稼働率を優先せざるを得ない病院や PCI、カテーテルアブレーションなどを積極的に行い、結果として高回転になっている病院が今までよりも増加していることを意味するのだろう。今後、これらの病院は診療密度、あるいは補正複雑性指数の基準値によっては DPC 特定病院群から脱落する危険性もある。

　なお、病床規模別で効率性係数の平均値を取ると**図表 5** のような状況であり、おおむね大病院ほど高回転での病床運営が行われているという結果になった。だとすれば、中小規模病院を中心に地域包括ケア病棟を設置するという選

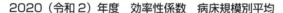

図表5

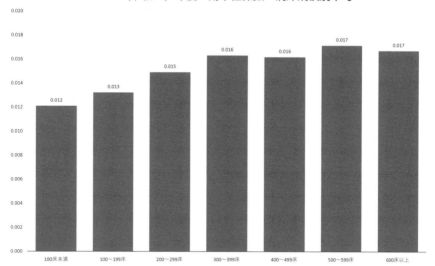

図表6

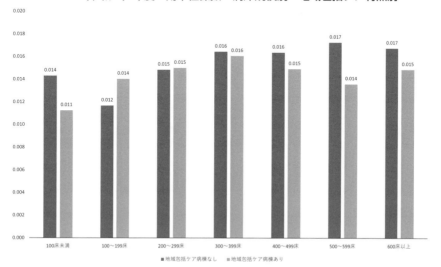

図表7

2020（令和2）年度　効率性係数最大値の病院

医療機関名	医療機関群	専門病院	DPC算定病床数	地域包括ケア病床数
社会医療法人北腎会　坂泌尿器科病院	DPC標準病院群	腎尿路系	40	
北光記念病院	DPC標準病院群	循環器系	75	37
札幌心臓血管クリニック	DPC標準病院群	循環器系	74	
鳴海病院	DPC標準病院群	消化器系	31	
宮城県立こども病院	DPC標準病院群	小児周産期系	241	
茨城県立こども病院	DPC標準病院群	小児周産期系	115	
群馬県立小児医療センター	DPC標準病院群	小児周産期系	150	
医療法人　道心会　埼玉東部循環器病院	DPC標準病院群	循環器系	40	
医療法人　土屋小児病院	DPC標準病院群	小児周産期系	40	
埼玉県立小児医療センター	DPC標準病院群	小児周産期系	316	
千葉市立海浜病院	DPC標準病院群	小児周産期系	293	
千葉県こども病院	DPC標準病院群	小児周産期系	204	
医療法人社団　紺整会船橋整形外科病院	DPC標準病院群	整形外科系	91	
伊藤病院	DPC標準病院群	甲状腺系	60	
医療法人社団　明芳会イムス葛飾ハートセンター	DPC標準病院群	循環器啓	50	
東京都立小児総合医療センター	DPC標準病院群	小児周産期系	347	
国立研究開発法人　国立成育医療研究センター	DPC標準病院群	小児周産期系	490	
神奈川県立こども医療センター	DPC標準病院群	小児周産期系	379	
組合立諏訪中央病院	DPC標準病院群		190	86
長野県立こども病院	DPC標準病院群	小児周産期系	180	
医療法人社団宏和会岡村記念病院	DPC標準病院群	循環器系	65	
静岡県立こども病院	DPC標準病院群	小児周産期系	241	
医療法人社団松愛会松田病院	DPC標準病院群	消化器系	60	
あいち小児保健医療総合センター	DPC標準病院群	小児周産期系	200	
三菱京都病院	DPC標準病院群		141	33
医療法人清仁会洛西ニュータウン病院	DPC標準病院群		53	85
地方独立行政法人大阪府立病院機構　大阪母子医療センター	DPC標準病院群	小児周産期系	363	
泉大津市立病院	DPC標準病院群		160	54
医療法人毅峰会　吉田病院（※1）	DPC標準病院群	循環器系	58	
健康保険組合連合会大阪中央病院（※2）	DPC標準病院群	消化器・小児周産期系	143	
阪南中央病院	DPC標準病院群		117	82
医療法人竹村医学研究会（財団）小阪産病院	DPC標準病院群	小児周産期系	60	
あさぎり病院	DPC標準病院群	眼科系	99	
神戸アドベンチスト病院	DPC標準病院群		57	38
済生会　兵庫県病院	DPC標準病院群		178	84
兵庫県立こども病院	DPC標準病院群	小児周産期系	275	
医療法人天馬会　チクバ外科胃腸科肛門科病院	DPC標準病院群	消化器系	60	
一般財団法人防府消化器病センター防府胃腸病院	DPC標準病院群	消化器系	60	60
亀井病院	DPC標準病院群	腎尿路系	42	
くるめ病院	DPC標準病院群	消化器系	45	40
大腸肛門病センター高野病院	DPC標準病院群	消化器系	100	46
熊本市立熊本市民病院	DPC標準病院群	小児周産期系	29	
大分こども病院	DPC標準病院群	小児周産期系		

医療法人毅峰会吉田病院は、循環器系が43.3%、（※2）健康保険組合連合会大阪中央病院は、消化器系が38.2%、産婦人科系が18%。DPC評価分科会資料を基に作成。病床数及び機能は平成30年度の状況

択肢も現実味を帯びる。さらに、地域包括ケア病棟設置の有無で層別化を試みると**図表6**になり、必ずしもその効果が発現しているとはいえない。ただ、これらはあくまでも平均値を見たものであるから、地域包括ケア病棟を有効活用している施設も存在することだろう。

　拙著『病院経営戦略　収益確保はこう実践する』（ロギカ書房）の中で、「2019

図表 8

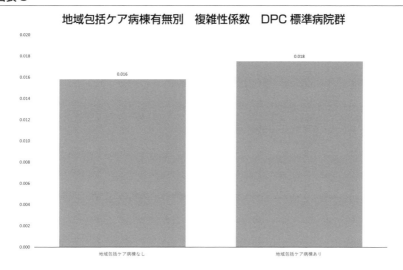

地域包括ケア病棟有無別　複雑性係数　DPC 標準病院群

年度、機能評価係数 II の傾向を読む」で、19 年度の機能評価係数 II は、複雑性係数、効率性係数などが前年度に比べて上昇した病院ほど高い評価になったことを取り上げ、それらの病院では地域包括ケア病棟を設置したケースが多いことにも言及した。

　図表 7 は、2020 年度の効率性係数で最大値の評価を受けた 43 病院の状況であり、これらは専門病院であるか地域包括ケア病棟を設置しているという結果である。なお、専門病院は退院患者に対して特定の主要診断群（MDC：Major Diagnostic Category）が 50％以上であることを原則とし、小児周産期系については病院特性等から判断した。地域包括ケア病棟を設置した全ての病院で評価が高まったわけではないが、2 病棟を設置するなどの取組により効率化を促進している病院もあった。

　なお、DPC 標準病院群について、専門病院を除き地域包括ケア病棟の有無で複雑性係数を見ると、地域包括ケア病棟の平均値が高い結果であった（**図表 8**）。この結果だけで断言はできないが、様々な病院の現場での運用を見ていると、白内障などの短期症例を地域包括ケア病棟に入室させる病院が多いことも関係している可能性があるだろう。

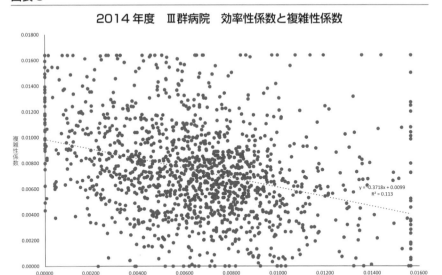

　このことを勘案すれば、効率性係数と複雑性係数の両方で高い評価を受ける
ことも可能であり、両者は相反するとしばしば主張されるが、これは必ずしも
当てはまらない。白内障の患者が多くなれば複雑性係数では低い評価になる
が、その患者を 1 泊 2 日で帰せば効率性係数は向上する。ただ、脳卒中のよう
な複雑性係数が高くなる疾患を抱えても、その患者を入院期間 II 以内でコン
トロールすれば同時達成は可能になる。地域包括ケア病棟や回復期リハビリ
テーション病棟に転棟させれば、さらに評価は上がるだろう。

　図表 9 は、2014 年度の DPCIII 群病院の効率性係数と複雑性係数を見たも
のだ。当時は相関係数がマイナス 0.34 であったが、2020 年度はマイナス 0.49
となり状況が変化しているようにも捉えられる。ただ、グラフの形状からはあ
まり変化がないという捉え方もあるだろう（**図表 10**）。

　疾患構成にもよるが同時達成が可能なケースもあると私は考えるが、現実に
目を向けると両者には負の相関があるともいえる。先ほどの専門病院について
複雑性係数を見ると領域によって傾向が異なり、循環器系、消化器系、小児周
産期系の患者割合が多いと短期症例が増えるため複雑性係数を高めることは容

図表 10

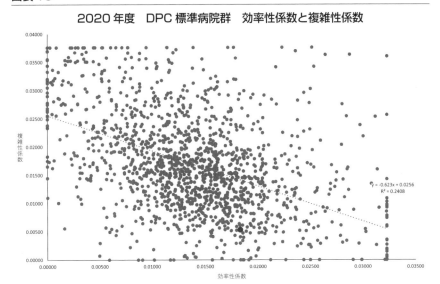

2020 年度　DPC 標準病院群　効率性係数と複雑性係数

易ではないことがわかる（**図表 11**）。

　ただ、効率性係数ではこれらの専門病院が高い評価を受けている（**図表 12**）。専門病院は、そもそも DPC 特定病院群になりづらいし、機能評価係数 II でも領域による有利不利が存在しそうだ。だから、DPC には参加しないという病院も少なくはない。そもそも、現状の DPC でこれらの病院の適切な評価ができているかは、今後さらなる検証が必要になるかもしれない。

　病院経営者の立場からすれば、いかに多くの新入院を獲得し、それに合わせた適切な人員配置を行うかなどにより重要事項があるわけで、機能評価係数 II に一喜一憂することはないということになるのだろう。

図表11

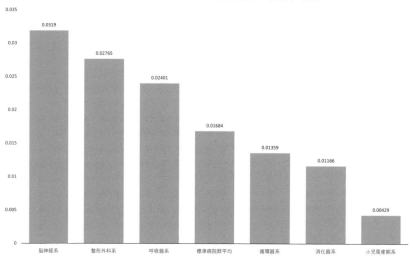

2020（令和2）年度　専門病院と複雑性係数

図表12

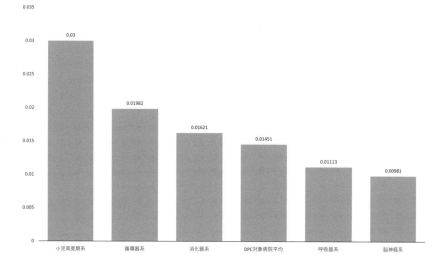

2020（令和2）年度　専門病院と効率性係数

2-6
下位グループからトップに立てた係数対策とは

（CBnews マネジメント 連載第 141 回 2021 年 2 月 15 日）

　機能評価係数 II が各病院に通知される時期が近づいている。来年（2021）度の係数はコロナ禍での異例の評価となり、震災特例に基づいた計算が行われるのであろうが、たとえコロナ患者を受け入れても、その重症度や患者数など様々な要素を実態に応じて評価することは難しい（なお、機能評価係数 II は据え置きとされた）。ただ、医療機関別係数は機能評価係数 II だけではないし、マラソンと同じで息の長いレースであり、一喜一憂する必要はない。

　本稿では、医療機関別係数で下位グループであった千葉大学病院が、2020年 10 月に大学病院本院群でトップに立つことができたその道程を振り返り、病院機能別の係数対策にも言及する。

　図表 1 は千葉大学病院の医療機関別係数の推移である。2015 年 4 月に私が着任する前は、大きな変化はなかった。着任後から一気にペースアップして、2 年後には 1.5 を超えることができた。医療機関別係数の 0.03 は、同院にとって同じ患者数であっても年間 1.5 億円を超える「真水の増収」となる。これは幸運だったことも否定できないのだが、それなりに取組を行ったのも事実である。

　私が着任する前は稼働率を重視しており、当時、60 床程度の増床許可を得ていたことから 900 床を超える大きな病院を志向する方針だった（その後、増床はせず権利を放棄した）。確かに、目の前に患者がいれば一定の収入が入ってくるわけで、何よりも経営陣にとっての安心材料ではある。ただ、それでは DPC ／ PDPS という環境において必ずしも適切な評価を受けられない。

図表 1

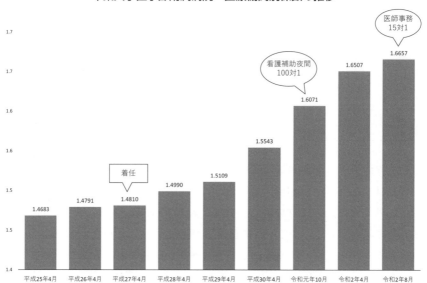

千葉大学医学部附属病院　医療機関別係数の推移

図表 2

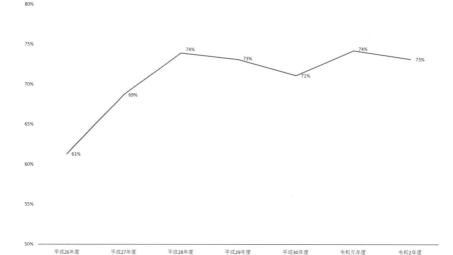

千葉大学病院　入院期間Ⅱ以内の退院患者割合

　そこで、私は着任してすぐに方針を転換し、入院期間 II 以内の退院患者割合を高めるなど、稼働率ではなく回転率を高める方針に変更し、今でもそれを貫いている（**図表 2**）。

　結果として、大学病院本院における機能評価係数 II は、48 位（2015 年度）、6 位（2016 年度）、5 位（2017 年度）、15 位（2018 年度）、21 位（2019 年度）、28 位（2020 年度）と順位が変動した。ただ、2016 年度改定において新設された重症度係数が高いことが急上昇とも関係しており、過剰な医療資源投入が評価されてしまった。画像診断の外来化は他院と比べてもかなり実現できたが、検査はいまだに濃厚であり、ある意味そのことが評価され機能評価係数 II が上がったという、皮肉な面もある。重症度係数は廃止した方がよいと主張してきたがそれはある意味、自分たちの首を絞める結果になったわけだが、あるべき方向だと今でも思っている。

　ただ、今でも機能評価係数 II については 28 位（大学病院本院は 82 病院）に甘んじて、先頭集団とは言えない。機能評価係数 II と相関係数が高い地域医療係数で高い評価を受けられない条件も関係するが、当該係数を除いた 5 項目でも 13 位なのだから、それを言い訳にするわけにはいかず、まだまだ取組が不十分だということかもしれない。

　とはいえ、現状の評価軸が大きく変わらない限りは先頭集団に追いつくことは難しいとも考えている。その一方で、機能評価係数 II を上げることよりも重要な施策があり、今はそちらを優先すべきタイミングであると考えている。

　もしも機能評価係数 II を向上させたいだけならば、様々な手段を講じ得るだろう。例えば、効率性係数で、自院において年間 12 症例以上で、全国の症例数が多い疾患の在院日数が影響を及ぼすため、その症例に着目した取組などをする病院も多い。ただ、今の千葉大学病院は、病院全体として入院期間 II 以内で 75％を目標にしており、個別の症例にまで踏み込んでいない（各診療科に課すハードルは設定している）。シンプルな目標を掲げ、それが実現できない時には次の選択肢を提案するというスタイルで、経営を考えている。他院との比較を通じて現場に刺激を与え続けることは重要だが、きしみを生じさせるようであってはいけない。前述したように、係数は終わりなきマラソンレースで

図表3

機能評価係数Ⅱ各項目と機能評価係数Ⅱ合計の相関係数

【2019（平成30）年度】

機能評価係数Ⅱ	大学病院本院群	DPC特定病院群	DPC標準病院群
保険診療係数	-0.01	0.02	0.14
効率性係数	0.18	0.36	0.33
複雑性係数	0.66	0.33	0.13
カバー率係数	0.30	0.33	0.67
救急医療係数	0.26	0.43	0.60
地域医療係数	0.52	0.71	0.72
体制評価係数	0.60	0.61	0.76
定量評価係数（小児）	0.43	0.59	0.58
定量評価係数（小児以外）	0.37	0.64	0.58
DPC算定病床数	0.21	0.26	0.64

【2020（令和2）年度】

	大学病院本院群	DPC特定病院群	DPC標準病院群
保険診療係数	0.23	0.05	0.15
効率性係数	0.29	0.44	0.36
複雑性係数	0.66	0.41	0.09
カバー率係数	0.25	0.32	0.69
救急医療係数	0.22	0.45	0.61
地域医療係数	0.52	0.69	0.73
体制評価係数	0.56	0.60	0.77
定量評価係数（小児）	0.43	0.57	0.58
定量評価係数（小児以外）	0.39	0.63	0.60
病床数	0.18	0.22	0.64

あり、勝負を仕掛けるべき時もあるが、ゆっくり並走してスタミナを蓄える時も大切だ。

　なお、機能評価係数Ⅱについては2-5で、医療機関群別に各係数と機能評価係数Ⅱの相関係数を示し、いずれの係数が高いと全体が高くなるかという議論を行った。そこでは、医療機関群によるが、地域医療係数や救急医療係数の相関係数が高く、これらで高評価を受けることが重要であることを示した

図表4

DPC算定病床数と機能評価係数Ⅱ各項目の相関係数

機能評価係数Ⅱ　各項目	大学病院本院群	DPC特定病院群	DPC標準病院群
保険診療係数	0.13	0.00	0.12
効率性係数	-0.36	-0.12	0.18
複雑性係数	0.31	-0.05	-0.24
カバー率係数	0.89	0.91	0.95
救急医療係数	0.04	-0.14	0.19
地域医療係数	-0.31	0.24	0.54
体制評価係数	0.35	0.49	0.76
定量評価係数（小児）	-0.38	0.16	0.39
定量評価係数（小児以外）	-0.42	0.08	0.34
機能評価係数Ⅱ合計	0.18	0.22	0.64

（**図表3**）。ただし、対象となるすべての病院が必ず高評価を受けられるかというと残念ながらそうではなく、特に病床規模というファクターが影響を及ぼす。つまり、機能評価係数Ⅱは、病床規模が大きくて高く評価されるものと、そうではないものがあるということだ。もちろん、増床することは多くの病院にとって現実的ではないため、急性期病床を減らすことによって高い評価となり得るものと、そうではないものがあるということだ。

　図表4は、病床数と各係数の相関係数を医療機関群別に見たものであり、小数点以下第2位以下を四捨五入して0.4以上に色を付けている。

　病床数と強い相関があるのは各群ともカバー率係数であり、大幅にダウンサイズすれば当該係数が下落することだろう。また、地域医療係数については、体制評価係数は各群とも正の相関があり、5疾病5事業に取り組む大病院が多いことを意味している。一方で、定量評価係数ではDPC標準病院群と大学病院本院群で、反対の動きをしている。DPC標準病院群で地域シェアを取れるのは大きな病院であるのに対し、大学病院本院群では田舎にある大学病院が比較的病床数が少なめであることを意味する。ただ、多くの病院にとって、ダウンサイズは地域医療係数の下落をもたらすだろう。

　なお、大学病院本院の効率性係数は病床数と負の相関をしており、規模が小

図表5

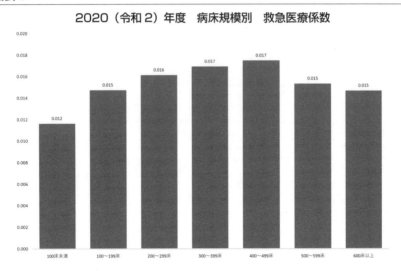

2020（令和2）年度　病床規模別　救急医療係数

さい方が当該係数は高い。急性期病床数を絞り込むことによって在院日数短縮
が可能になることを意味し、これは複雑性係数にも当てはまる可能性がある。
空き病床がなければ、短期症例などの外来化が進まざるを得ないからだ。な
お、救急医療係数については地域差もあるが、必ずしも大病院が有利であると
いう傾向にはない（**図表5**）。大病院は予定入院の割合が多くなるからだ。全
ての項目で高評価を得られることがベストだが、現実を踏まえた対策を行って
いくべきだろう。

　私がここ数年で重要だと考え、取り組んできたのは、機能評価係数Ⅰへの取
組である。実際に、千葉大学病院の医療機関別係数の内訳を見ると、機能評価
係数Ⅰのウエイトが最も高く、施設基準の届出が重要だということを意味する
（**図表6**）。これらについて構造的な体制が評価される面が強く、機能評価係数
Ⅱのウエイトがもっと高い方がよいという考え方もあるだろうし、機能評価係
数Ⅱについても重み付けを行い、国が求める方向性を示した方がよいという
意見があることも承知している。ただ、現実的にそのような議論には展開しそ
うになく、現在の診療報酬ではバランスが重要視されている。病院経営者はい
ずれかに重きを置きつつも、バランスよい取組が求められている。

図表6

千葉大学病院　医療機関別係数の内訳

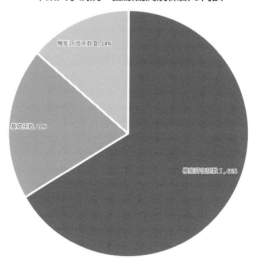

図表7

千葉大学病院　機能評価係数Ⅰの内訳（地域加算を除く）

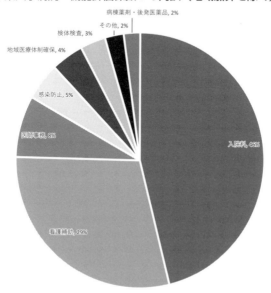

　ただ、機能評価係数 I の中でも入院料と看護補助関係が 4 分の 3 を占めるわけで、今後も働き方改革、そしてコロナへの看護師の献身的な貢献からこの部分はより評価される可能性が高く、病院として重要と捉えるべきだろう（届出状況に加え、特定機能病院とそれ以外では状況が異なり得る）（**図表 7**）。**2-3** で夜間 100 対 1 急性期看護補助体制加算に言及したが、この届出は雇止めが増加し続けている今日、大いなるチャンスであるし、雇用確保のためにも動くべきだ（**図表 8**）。

　2020 年 10 月に千葉大学病院が医療機関別係数のトップに躍り出たのは、医師事務作業補助体制加算の届出を従来の 30 対 1 から 15 対 1 にしたことによる。働き方改革を考えても医師事務作業補助者は極めて重要で、報酬の多寡によらず積極的に採用し、有効活用することが求められているし、世の中もその方向にシフトしている（**図表 9**）。ただ残念なことに、看護補助ほど高い報酬が付いておらず、新たに採用して上位の届出をしても、報酬水準によって経済的には持出しとなってしまうだろう。

　そこで千葉大学病院では、院内に数多くいる様々な仕事をしている者のうち、医師事務作業補助者の業務を切り出して、業務分担を行うことで上位加算の届出を実現した。ルール違反ではなく、効率的に届出をしたという見方がある一方で、本来の目的は医師の負担軽減であり、それをどれだけ本気で実行できる体制を整備できるかが今後の課題ともいえる。より実効性のある働き方改革の推進のために、さらなる配置を私としては検討しており、次回改定で評価が上がる可能性も十分にあると期待している。

　看護補助者、医師事務作業補助者などの充実と有効活用は、あらゆる機能の病院に求められていることであり、早急に進めることが望ましい。

　医療機関群別係数というマラソンレースは、全速力で走り切ることはできないし、途中で止まれば誰かが追い抜いていく。特に機能評価係数 II は相対評価なのだから、自院の置かれた環境を前提に少しずつ前に向かって組織を動かしていくことが望ましい。毎年評価されることはつらいかもしれないが、成績通知を楽しみながら、心肺機能と筋力をバランスよく鍛えていくべきだろう。自らの文化と成熟度に合わせた対策が求められている。

図表 8

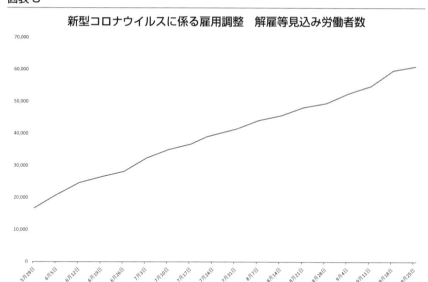

新型コロナウイルスに係る雇用調整　解雇等見込み労働者数

厚生労働省

図表 9

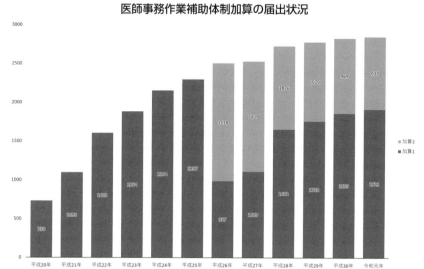

医師事務作業補助体制加算の届出状況

中医協、主な施設基準の届出状況等

2-7

地域包括ケア病棟
2020（令和 2）年度改定の影響とこれから

（ビジョンと戦略 連載第 120 回 2021 年 2 月号）

1．2020（令和 2）年度改定　地域包括ケア病棟の主な変更点

　2018（平成 30）年度診療報酬改定に続き、2020（令和 2）年度改定でも地域包括ケア病棟に求められる方向性が明らかにされた。主な変更点としては、以下の 4 つがあげられる。

　まず 1 つ目は、地域包括ケア病棟入院料 1・3 の実績評価部分が引き上げられ、自宅等からの入棟患者の割合が 10％から 15％に、緊急入院が 3 か月 3 人から 6 人になるとともに、在宅医療の要件も変更された。

　2 つ目が、許可病床 400 床以上の病院については、新たに地域包括ケア病棟を開設できないことになった。当初の議論では地域医療構想調整会議での承認を受けた場合にのみ設置できるようにしてはどうかということだったが、一転し禁止された。大病院は地域包括ケア病棟の対象ではないということだ。

　3 つ目が、許可病床 400 床以上の病院について、入院患者のうち、同一保険医療機関内の一般病棟からの転棟患者割合が 6 割未満でない場合には 10％の減算となった。

　4 つ目が、DPC 病棟から地域包括ケア病棟に転棟した場合に、地域包括ケア入院医療管理料における算定と異なり一物二価であり、さらに、DPC/PDPS における入院期間の設定を歪めるという指摘があり、診断群分類点数表の入院期間 II までは DPC 点数と算定することになった。

　特に大規模病院について、院内転棟割合が多く、当該病棟に求められる多様な役割が担えてないことに対して警笛が鳴らされ、また大規模病院の地域包括ケア病棟のあり方についても問われた改定であった。

図表1

地域包括ケア病棟　入院診療単価

施設名	H31.4-R1.6				R2.4-R2.6				増減率			
	入院料	手術料	その他	入院診療単価	入院料	手術料	その他	入院診療単価	入院料	手術料	その他	全体
A病院・病棟入院料2	26,454	12,040	6,022	44,516	27,203	16,743	6,139	50,085	2.8%	39.1%	1.9%	12.5%
B病院・病棟入院料1	28,685	2,434	4,869	35,988	30,890	1,735	4,524	37,150	7.7%	-28.7%	-7.1%	3.2%
C病院・病棟入院料2	25,224	1,185	5,486	31,895	27,180	1,605	7,334	36,119	7.8%	35.4%	33.7%	13.2%
D病院・入院医療料1（※）	27,392	11	6,891	34,294	28,179	315	7,086	35,580	2.9%	2689.6%	2.8%	3.8%
E病院・病棟入院料1（※）	27,664	102	6,298	34,064	28,433	5	6,538	34,976	2.8%	-94.7%	3.8%	2.7%
F病院・病棟入院医療管理料1（※）	27,409	0	5,790	33,200	28,117	717	5,921	34,754	2.6%	-	2.3%	4.7%
G病院・病棟入院料2	25,981	3,180	6,731	35,892	27,007	1,068	6,528	34,603	3.9%	-66.4%	-3.0%	-3.6%
H病院・病棟入院料1	27,028	1,546	4,633	33,207	28,417	1,314	4,534	34,265	5.1%	-15.0%	-2.1%	3.2%
I病院・入院医療料1（※）	27,357	0	4,744	32,100	28,090	3	4,909	33,002	2.7%	-	3.5%	2.8%
J病院・病棟入院料2	25,848	121	6,419	32,388	26,159	407	6,406	32,972	1.2%	236.0%	-0.2%	1.8%
K病院・病棟入院料2	25,638	2,669	5,192	33,499	25,531	2,308	5,092	32,931	-0.4%	-13.5%	-1.9%	-1.7%
L病院・入院医療料2（※）	25,582	12	6,232	31,826	26,204	79	6,369	32,652	2.4%	567.3%	2.2%	2.6%
M病院・病棟入院料2	25,835	937	6,397	33,169	26,603	6	5,904	32,513	3.0%	-99.4%	-7.7%	-2.0%
N病院・入院医療料1（※）	27,433	53	2,490	29,976	27,972	0	4,115	32,087	2.0%	-100.0%	65.3%	7.0%
O病院・病棟入院料2	25,793	35	4,489	30,317	26,836	423	4,233	31,492	4.0%	1104.0%	-5.7%	3.9%
P病院・病棟入院料2	25,720	162	4,786	30,668	26,237	54	4,618	30,909	2.0%	-66.5%	-3.5%	0.8%
全体	26,468	1,819	5,582	33,869	27,345	1,810	5,701	34,855	3.3%	-0.5%	2.1%	2.9%

2．改定の影響は

　この改定により地域包括ケア病棟を有する病院（病室を含む）にどのような影響があったかを検証するため、ここでは2019（平成31）年4月から2019（令和元）年6月（令和元年度第1四半期）と2020（令和2）年4月〜6月（令和2度第1四半期）の患者数等を16病院のデータを用いて比較していく。なお、令和2年度第1四半期は新型コロナウイルスによる緊急事態宣言も関係した時期であり、診療報酬改定の影響だけでなく、コロナ禍であることには留意されたい。

　図表1は地域包括ケア病棟等の入院診療単価を集計したものであり、これをさらに入院料・手術料・その他出来高に分けている。これらの病院全体の入院診療単価は2.9%増であり、入院料部分については3.3%増加していた。ただし、2019（令和元）年10月に消費税対応の臨時改定があり、その際に約2.5%入院料が増加しているため、それプラスアルファといえる。ただし、B・C・H病院は入院料部分が5%以上増加しており、これらはDPC対象病院であることからすると、入院期間IIまでDPC点数を算定することが関係しているものと予想される。つまり、入院期間の早期に地域包括ケア病棟に転棟させることにより単価増を狙った運用であり、これは機能評価係数IIにおける効率性係数でもプラスの評価につながり、賢い病院と言えるのかもしれない。一方で、高単価の病院は手術料部分により白内障やポリペクなどの短期滞在症例を地域

図表２

地域包括ケア病棟　手術実施率と入院経路　2020（令和２）年４月〜６月

施設名	手術実施率	自宅・介護施設	院内転棟	転院	その他
A病院・病棟入院料2	66%	73%	27%	0%	0%
K病院・病棟入院料2	25%	26%	72%	1%	1%
B病院・病棟入院料1	23%	50%	48%	2%	0%
H病院・病棟入院料1	21%	46%	48%	6%	0%
G病院・病棟入院料2	21%	26%	72%	1%	0%
O病院・病棟入院料2	10%	8%	92%	0%	0%
C病院・病棟入院料2	8%	50%	49%	1%	0%
J病院・病棟入院料2	8%	8%	92%	0%	0%
D病院・入院医療管理料1（※）	4%	40%	32%	27%	1%
M病院・病棟入院料2	1%	30%	69%	1%	0%
P病院・病棟入院料2	1%	10%	89%	1%	0%
L病院・病棟入院料2（※）	1%	3%	60%	37%	1%
E病院・病棟入院料1（※）	0%	28%	61%	8%	3%
N病院・入院医療管理料1（※）	0%	27%	53%	20%	0%
F病院・病院入院医療管理料1（※）	0%	51%	43%	7%	0%
I病院・ｖ入院医療管理料1（※）	0%	77%	0%	23%	0%
全体	20%	38%	55%	6%	0%

図表３

地域包括ケア病棟　自宅からの入院患者　傷病名別　退院患者数と構成比
2020（令和２）年４月〜６月

傷病名	退院患者数	構成比
白内障、水晶体の疾患	175	26%
小腸大腸の良性疾患（良性腫瘍を含む。）	76	11%
２型糖尿病（糖尿病性ケトアシドーシスを除く。）	45	7%
痔核	29	4%
緑内障	26	4%
膵臓、脾臓の腫瘍	21	3%
肺炎等	20	3%
心不全	16	2%
腎臓又は尿路の感染症	16	2%
胸椎、腰椎以下骨折損傷（胸・腰髄損傷を含む。）	14	2%
その他の感染症（真菌を除く。）	14	2%
脳卒中の続発症	11	2%
肺の悪性腫瘍	11	2%
ウイルス性腸炎	10	1%
認知症	9	1%
誤嚥性肺炎	8	1%
結腸（虫垂を含む。）の悪性腫瘍	8	1%
体液量減少症	8	1%
硝子体疾患	7	1%
慢性腎炎症候群・慢性間質性腎炎・慢性腎不全	7	1%

図表 4

地域包括ケア病棟　院内転棟患者　傷病名別　退院患者数と構成比
2020（令和 2）年 4 月～6 月

傷病名	退院患者数	構成比
肺炎等	70	7%
股関節・大腿近位の骨折	64	6%
胸椎、腰椎以下骨折損傷（胸・腰髄損傷を含む。）	62	6%
誤嚥性肺炎	56	5%
心不全	54	5%
脳梗塞	44	4%
腎臓又は尿路の感染症	33	3%
胃の悪性腫瘍	32	3%
ヘルニアの記載のない腸閉塞	26	3%
膝関節症（変形性を含む。）	22	2%
非外傷性頭蓋内血腫（非外傷性硬膜下血腫以外）	20	2%
結腸（虫垂を含む。）の悪性腫瘍	19	2%
胆嚢炎等	18	2%
胆管（肝内外）結石、胆管炎	17	2%
脊柱管狭窄（脊椎症を含む。）腰部骨盤、不安定椎	17	2%
骨盤損傷	17	2%
体液量減少症	15	1%
四肢筋腱損傷	14	1%
股関節骨頭壊死、股関節症（変形性を含む。）	11	1%
その他の筋骨格系・結合組織の疾患	11	1%
慢性腎炎症候群・慢性間質性腎炎・慢性腎不全	11	1%
膝関節周辺の骨折・脱臼	11	1%
直腸肛門（直腸S状部から肛門）の悪性腫瘍	10	1%
鼠径ヘルニア	10	1%
足関節・足部の骨折・脱臼	10	1%

包括ケア病棟に入室させている。

　なお、退院患者に占める手術患者の割合である手術実施率が高い病院は自宅・介護施設からの入院率が高い傾向がみられる（**図表 2**）。短期滞在症例を地域包括ケア病棟に入室させること自体は何ら禁じられているわけではないし、そもそも白内障などに 7 対 1 などの手厚い看護師配置が必要なのかという考え方もあるかもしれない。ただ、自宅からの入院の多くが白内障、ポリペクの短期手術患者や糖尿病教育入院患者であるという現実をどう受け止めるかは今後の議論になっていくかもしれない（**図表 3**）。なにしろ、DPC 対象病院で最も症例数が多いのが白内障手術患者であるわけだから。一方で院内転棟が多

図表 5

地域包括ケア病棟　入院延べ患者数

施設名	H31.4-R1.6	R2.4-R2.6	増減率	備考
C病院・病棟入院料2	3,194	486	-85%	44 床減床
O病院・病棟入院料2	2,763	1,627	-41%	
M病院・病棟入院料2	2,967	1,792	-40%	
B病院・病棟入院料1	3,225	1,981	-39%	
P病院・病棟入院料2	2,801	1,834	-35%	
A病院・病棟入院料2	3,458	2,527	-27%	
J病院・病棟入院料2	2,789	2,252	-19%	
H病院・病棟入院料1	2,860	2,391	-16%	
G病院・病棟入院料2	3,489	3,084	-12%	
E病院・病棟入院料1（※）	3,572	3,243	-9%	
N病院・入院医療管理料1（※）	1,622	1,503	-7%	
L病院・病棟入院料2（※）	3,585	3,410	-5%	
K病院・病棟入院料2	3,918	3,807	-3%	
I病院・入院医療管理料1（※）	1,990	1,976	-1%	4 床増床
D病院・入院医療管理料1（※）	2,580	2,900	12%	8 床増床
F病院・病院入院医療管理料1（※）	1,059	1,525	44%	12 床増床
全体	45,872	36,338	-21%	

い疾患は多様で、内科や整形外科系の疾患が上位を占めている（**図表 4**）。

　一方で入院延べ患者数については、コロナの影響に加え、病床数の増減も一部の病院でみられるが全体として大幅に減少していた（**図表 5**）。特に院内転棟割合が多い DPC 対象病院でその傾向が顕著であり、そもそも急性期病棟の稼働率が低かったことが関係しているものと予想される。新型コロナウイルス患者の受入実績とも関係するだろうが、出来高算定病院で地域包括ケア病棟の稼働率低下があまり見られなかった点は注目される。

　これらのデータからは、DPC 病院と出来高算定病院では使い方が異なるためか、改定の影響が異なり、今後に影響することも考えられる。

2-8

「儲かる回復期リハ病棟」をどう考えるか

（CBnews マネジメント 連載第 136 回 2020 年 11 月 30 日）

　新型コロナウイルスの第 3 波が襲来し、GoTo トラベルは札幌市と大阪市を 3 週間対象外とし、東京都では再び飲食店に時短要請が始まろうとしているだけでなく、政府の緊急事態宣言の再発令という声も上がりだしている。

　図表 1 に示すように新型コロナウイルスの重症患者が増加し、医療提供体制が逼迫していることが大きく関係している。この難局を支えてきた医療機関に対しては、第二次補正予算において重点医療機関等に対する病床確保料での補填を国がしてくれたことは、感謝しなければならない。病床確保料については、その補填では全く足りないという病院もあれば、想定以上に入金されて「コロナバブル」の病院もあるといううわさを耳にする一方、いまだ金額すら確定しない都道府県も存在する。これは一定の枠組みを定めた補填であり、また都道府県の事情もあるようで、有利不利が生じることはやむを得ないのかもしれない。

　ただし、新型コロナウイルス感染症患者を受け入れた急性期病院の業績が冷え込む中、回復期リハビリテーション病棟を中心とする病院は堅調に推移していることは注目に値する。本稿では、回復期リハビリテーション病棟に焦点を当ててその実態に迫るとともに、運営の留意点と今後の在り方について言及する。

　図表 2 は、新型コロナウイルス感染症で最も業績が深刻であった 2020 年第 1 四半期について入院基本料別に、2019 年度と比較したものだ。回復期リハビ

図表 1

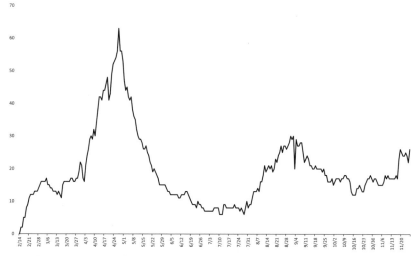

COVID-19 重症者における ECMO 装着数の推移

NPO 法人 日本 ECMOnet、「COVID-19 重症患者の集中治療の状況」

図表 2

入院料別経営指標の比較数

	一般病棟入院基本料,n=742		特定機能病院入院料,n=26		地域包括ケア病棟入院料,n=22	
	2019年4〜6月	2020年4〜6月	2019年4〜6月	2020年4〜6月	2019年4〜6月	2020年4〜6月
医業収益	2,134,849	1,915,658	8,476,332	7,419,851	288,018	264,538
医業利益	-27,810	-223,332	137,833	-719,598	-5,340	-29,756
医業利益率	-1.3%	-11.7%	1.6%	-9.7%	-1.9%	-11.2%

	回復期リハビリテーション病棟,n=51		療養病棟入院基本料,n=249		精神病棟入院基本料,n=34	
	2019年4〜6月	2020年4〜6月	2019年4〜6月	2020年4〜6月	2019年4〜6月	2020年4〜6月
医業収益	479,698	479,433	456,558	431,672	594,710	573,350
医業利益	54,420	43,473	18,187	-4,819	10,142	-5,288
医業利益率	11.3%	9.1%	4.0%	-1.1%	1.7%	-0.9%

日本病院会・全日本病院協会・日本医療法人協会、「新型コロナウイルス感染拡大による病院経営状況
の調査 2020 年度第 1 四半期」を基に作成。
全病床数の 60%以上を占める入院基本料で分類している。

リテーション病棟が全体の 60％以上を占める病院は、2019 年度よりも悪化し
ているとはいえ、高い利益率を誇っている。このデータでは n が 51 と限られ
るため福祉医療機構の貸付先のデータも参照するが、回復期リハビリテーショ

図表3

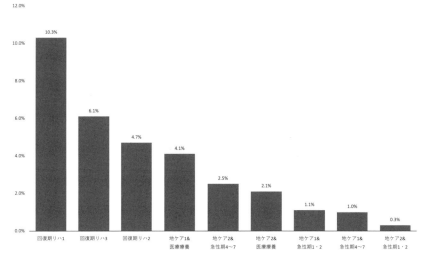

独立行政法人 福祉医療機構、「2018年度 病院経営の状況について」を基に作成

図表4

2019年と2020との比較情報（3月・4月・5月の各月）-2

全回復期リハビリテーション病棟の平均病床利用率

No.	年/月	平均	S.D.
1	2019年3月時点	91.0	10.1
2	2020年3月時点	90.3	10.2
3	2019年4月時点	90.7	10.4
4	2020年4月時点	88.1	11.2
5	2019年5月時点	89.5	11.2
6	2020年5月時点	84.9	13.2

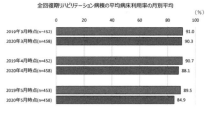

特定警戒都道府県のみ
全回復期リハビリテーション病棟の平均病床利用率

No.	年/月	平均	S.D.
1	2019年3月時点	92.5	9.0
2	2020年3月時点	91.8	9.2
3	2019年4月時点	92.0	9.8
4	2020年4月時点	89.3	10.3
5	2019年5月時点	91.3	10.1
6	2020年5月時点	85.8	13.3

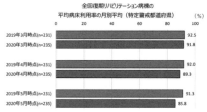

特定警戒都道府県（13）：
北海道・茨城・埼玉・千葉・東京・神奈川・岐阜・愛知・石川・京都・大阪・兵庫・福岡

COVID-19の回復期リハビリテーション病棟への影響に関する緊急調査、2020年8月一般社団法人回復期リハビリテーション病棟協会より

図表5

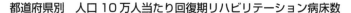

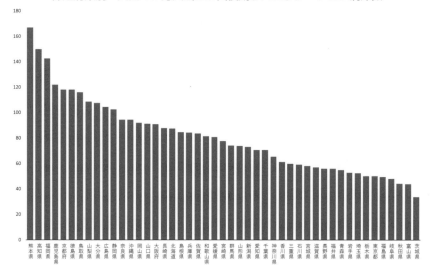

都道府県別　人口10万人当たり回復期リハビリテーション病床数

ン病棟を有する病院の業績は優れている（**図表3**）。

　さらに、コロナ禍でも業績を落とさなかった理由としては、病床利用率が大きく下落しなかったことが関係している（**図表4**）。もちろん、一部のリハビリ病院では院内クラスターが発生したのも事実であり、回復期リハ病院の努力の賜物でもあるが、これは回復期病院の構造的な仕組みなのかもしれない。

　地域医療構想で、不足する回復期機能と回復期リハビリテーション病棟はイコールではないとされるが、仮に当該病棟が地域で不足しているなら、その運営をうまく行えば多くの病院の福音になる可能性を十分に秘めているように感じる。

　図表5は、人口10万人当たりの回復期リハビリテーション病床数を、都道府県別に見たもので、他の医療提供体制と共通して西高東低の傾向が顕著だ。なお、回復期リハビリテーション病棟協会では、人口10万人当たりの回復期リハ病床数が50床を達成し、次なる課題として回復期リハビリテーション病棟の質の向上を目指しているという。すでに過剰な地域も存在するのかもしれないが、不足する地域もまだあるのだろう。当該病棟を設置する際には都道府

図表6

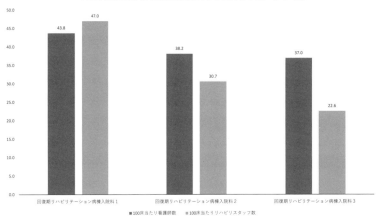

平成29年度病床機能報告データを基に作成。リハビリスタッフは、理学療法士・作業療法士・言語聴覚士を含む

県ではなく、二次医療圏等での見極めが必要となることは言うまでもなく、現実的な意思決定をしてほしいところだ。

拙著『病院経営戦略　収益確保はこうして実践する』（ロギカ書房）において「中途半端な回復期病棟に未来はない」で、地域包括ケア病棟と回復期リハビリテーション病棟の入院診療単価や患者構成等を比較し、中途半端な回復期リハビリテーション病棟が一定程度存在すること、そこに未来はないことに言及した。回復期なのだから、充実した質の高いリハビリテーションを行い、優れたアウトカムが残せるかどうかがポイントなわけだ。回復期リハ病棟では単価4万円を目指したいところであり、現状で3万円程度の回復期リハビリテーション病棟は、やがて地域包括ケア病棟に収束していくであろうとの考えは今も変わらない。

充実したリハビリテーションのためには、十分なスタッフ配置が欠かせない。**図表6**は、100床当たりの看護師数とリハビリスタッフ数を入院料別に見たものであり、上位の入院料では看護師を上回る数のリハビリスタッフを配置しているし、病棟ごとで見た場合でも看護師を上回る配置数の病棟が多かった

図表7

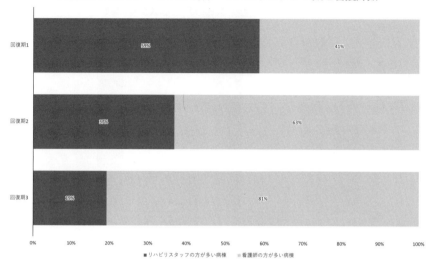

回復期リハビリテーション病棟　リハビリスタッフ数と看護師数

回復期1　59%　41%

回復期2　37%　63%

回復期3　19%　81%

0%　10%　20%　30%　40%　50%　60%　70%　80%　90%　100%

■リハビリスタッフの方が多い病棟　■看護師の方が多い病棟

平成29年度病床機能報告データを基に作成。リハビリスタッフは、理学療法士・作業療法士・言語聴覚士を含む

（**図表7**）。

　その結果として、リハビリテーション実施率および患者1人1日当たりの実施単位数にも影響を及ぼしていた（**図表8**）。**図表9**は患者1人1日当たりの実施単位数の分布を見たものであり、入院料1では6単位以上が8割以上を占めている。もちろん、リハビリスタッフ1人当たりの単位数をどう高めるかという取組も重要になる。ただ、現状では出来高で算定できるリハビリテーション料について、スタッフ1人で年間1,000万円程度の報酬も期待できる。だとすれば、給与を大きく上回ることになり、患者数とスタッフのバランスを崩さなければ安定した収益性を誇ることは想像に難くない。

　コロナ前から急性期病院の業績は悪く、決して急性期が儲かるわけではないし、このような状況を考えれば、再編統合の対象と名指しされた440病院などは、回復期リハビリテーション病棟への転換を本気で検討した方がよいのかもしれない。ただ、回復期リハビリテーション病棟は民間を中心に運営しているという現実もあり、公立・公的病院がその届出を行うことに対しては、「民業

図表8

回復期リハビリテーション病棟　リハビリテーション実施率と患者1人1日当たり実施単位数

入院料	リハビリテーション実施率	患者1人1日当たり実施単位数
回復期リハビリテーション病棟入院料1	99%	7.0
回復期リハビリテーション病棟入院料2	98%	5.7
回復期リハビリテーション病棟入院料3	97%	4.9

平成29年度病床機能報告データを基に作成

図表9

回復期リハビリテーション病棟　患者1人1人当たり実施単位数の分布

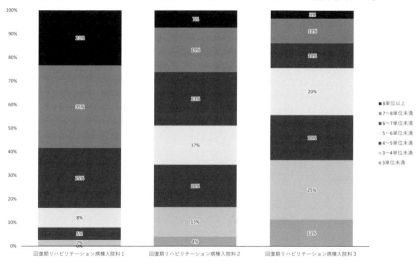

平成29年度病床機能報告データを基に作成

圧迫」という批判が地域によっては噴出するかもしれない。地域医療構想等で膝を突き合わせた議論が必要になるだろう。

　回復期リハビリテーション病棟については、地域包括ケア病棟と異なりリハビリテーションが出来高で算定できるため、「やり過ぎだ」という見方もできる。だからこそアウトカム評価がさらに重要視されて、FIMのハードルは高くなっていくことだろう。もちろん、リハビリテーションについては、手術ロ

ボットのような高額な投資を必要とせず、マンパワーを中心に優れた機能改善が実現できるのであれば、さらなる評価を行うという選択もある。

　医療政策の視点から、中長期的に財源の制約がある中で、これだけ儲かる回復期病棟をどう考えるかは、重要な論点になるだろう。

2-9

地域包括ケア病棟の地域差から見える今後の方向性

(CBnews マネジメント 連載第 144 回 2021 年 4 月 5 日)

　地域包括ケア病棟の届出は増加し続けており、2019 年には全国で 8 万床を超えた（**図表 1**）。回復期リハビリテーション病棟は 8 万 7,254 床の届出があり、それには及ばないものの、今後数年の間には逆転現象が起こるだろう。

　地域包括ケア病棟は、地域包括ケアシステムを支える中心的な病棟であり、地域医療構想でも全国的に不足する機能として指摘がある回復期機能とも整合する。なおかつ病院経営にプラスになるのであれば、増やすことを前向きに捉えるべきであることは言うまでもない。ただ、全国的に増加傾向にあるからといって、地域によっては充足率に差がある可能性もある。

　本稿では、「令和元年度 DPC 導入の影響評価に係る調査『退院患者調査』の結果報告について」を用いて、地域包括ケア病棟の実態に迫り、当該病棟を普及させるための今後の展望について、私見を交えて言及する。

図表 1

地域包括ケア病棟・地域包括ケア入院医療管理料の届出状況

		平成26年	平成27年	平成28年	平成29年	平成30年	令和元年
入院料・入院医療管理料1	病院数		-			611	998
	病床数					18,829	31449
入院料・入院医療管理料2	病院数	282	1,159	1,486	1,848	1,587	1,372
	病床数	8,231	21,326	42,829	56,332	50,827	45,367
入院料・入院医療管理料3	病院数		-			24	51
	病床数					572	1398
入院料・入院医療管理料4	病院数	23	85	108	126	97	97
	病床数	684	1,305	2,712	3,093	2,140	2,291
全体	病院数	305	1,244	1,594	1,974	2,319	2,518
	病床数	8,915	22,631	45,541	59,425	72,368	80,505

中医協、主な施設基準の届出状況より、各年 7 月 1 日の届出状況

図表2

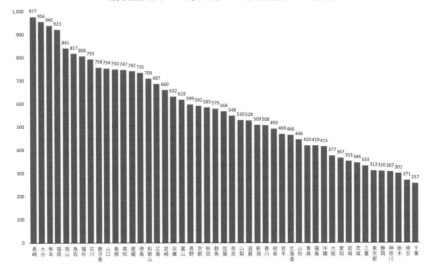

75歳以上人口10万人当たり地域包括ケア病床数

「令和元年度DPC導入の影響評価に係る調査「退院患者調査」の結果報告について」を基に作成

　図表2は、人口10万人当たりの地域包括ケア病棟の病床数（以下、地域包括ケア病床数）であり、他の医療提供と同様にかなりの地域差が存在する。長崎県、大分県、熊本県など、九州および中国・四国などで充実度が高く、これについてもPCI実施率の地域差のように西高東低の傾向が見られる。なお、地域包括ケア病棟を届け出る場合には、データ提出が必須となっているため、当該データは19年度時点で我が国に存在する全ての地域包括ケア病棟を対象としている。地域包括ケア病棟の入院患者は高齢者が多いため、分母の人口は75歳以上を用いている。

　当該データは2019年度の一時点の状況を示したものであるため、ここ3年間の届出状況の推移を見た（**図表3**）。届出病床数は多くないものの、香川県や沖縄県のように、この3年での増加率が著しい地域も存在した（**図表4**）。参考までに、都道府県別に機能別病棟構成を見たものが**図表5**になる。

　高齢化が進めば当該病棟の役割は高まるはずで、75歳以上人口割合と人口10万人当たり地域包括ケア病床数は、相関係数が0.50であり中程度の相関が

図表3

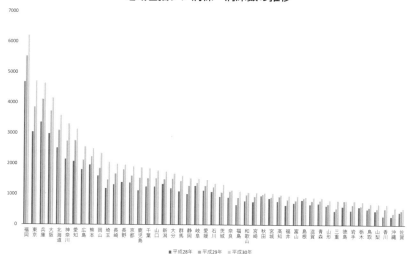

地域包括ケア病棟　病床数の推移

「DPC 導入の影響評価に係る調査「退院患者調査」の結果報告について」を基に作成

図表4

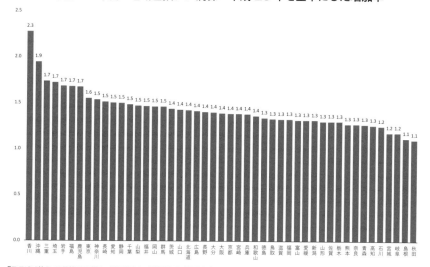

平成30年度　地域包括ケア病棟　平成28年を基準にした増加率

「DPC 導入の影響評価に係る調査「退院患者調査」の結果報告について」を基に作成

図表5

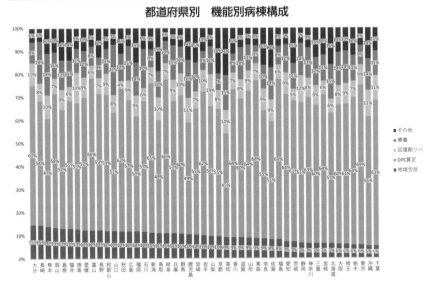

都道府県別　機能別病棟構成

「令和元年度DPC導入の影響評価に係る調査「退院患者調査」の結果報告について」を基に作成

　見られた（**図表6**）。とはいえ、同程度の75歳以上人口割合であっても、千葉県と福岡県では地域包括ケア病棟の設置状況が大きく異なり、医療機関の競争状況などが影響しているものと推測される。ただし、同じ千葉県といっても、東京に近接する地域と房総半島では環境が大きく異なるため、二次医療圏別の届出病床数トップ50を見た（**図表7**）。やはり福岡・糸島や北九州などの超激戦区で届出が多いが、千葉県でも東京に近い西側の東葛南部および東葛北部が、全国のトップ50にランクインした。ただ、これらの地域は人口が多く、総病床数も多いため、二次医療圏別についても75歳以上人口当たりで見た（**図表8**）。顔触れは一変して、二次医療圏に病院が片手ほどしかなく、患者流出が多い人口減少地域で当該病棟が積極的に導入されている。一方で、熊本・上益城や福岡・糸島、北九州、福井・坂井、石川中央などの、人口が多い一部の地方都市の激戦区も上位に入った。

　これらの人口減少地域や激戦区は、いずれも急性期機能を維持することが困難であるから、地域包括ケア病棟に転換したのではないかと考え、総病床数に

図表6

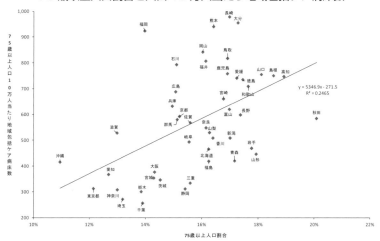

75歳以上人口割合と人口10万人当たり地域包括ケア病床数

「令和元年度DPC導入の影響評価に係る調査「退院患者調査」の結果報告について」を基に作成

図表7

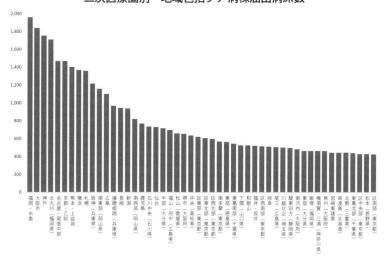

二次医療圏別　地域包括ケア病棟届出病床数

「令和元年度DPC導入の影響評価に係る調査「退院患者調査」の結果報告について」を基に作成

図表 8

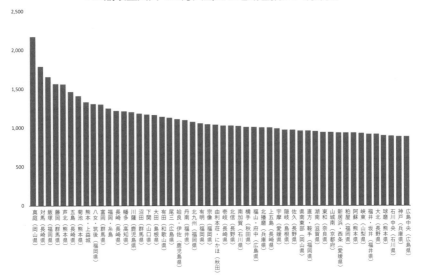

75 歳以上人口 10 万人当たり地域包括ケア病床数

「令和元年度 DPC 導入の影響評価に係る調査「退院患者調査」の結果報告について」を基に作成

占める地域包括ケア病床と DPC 算定病床の割合を見た（**図表 9**）。相関係数は − 0.39 であり、一定のばらつきがあった。病院類型別に見ると、DPC 対象病院および DPC 準備病院は地域包括ケア病棟の 50％を下回り、出来高算定病院での導入が進んでいる（**図表 10**）。

　出来高算定病院にも様々な機能があるが、地域包括ケア病棟に加えて療養病棟入院基本料を届け出るケースが最も多く、次いで回復期リハビリテーション病棟、さらにはそれぞれを併設する施設も存在した（**図表 11**）。つまり、地域包括ケア病棟を有する病院は必ずしも急性期ばかりではなく、療養病棟等を有するケアミックス病院もかなりの割合を占めていることになる。

　2020 年度診療報酬改定では、地域包括ケア入院医療管理料との整合性を考え、DPC 算定病棟から地域包括ケア病棟に転棟した場合にも、DPC ／ PDPS における入院期間 II までは DPC 点数を引き継ぐことになり、さらに許可病床 400 床以上の病院では、院内転棟の在り方が問われた。これは、7 対 1 の看護

図表 9

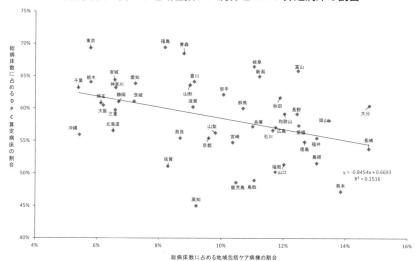

総病床数に占める地域包括ケア病棟と DPC 算定病床の割合

「令和元年度 DPC 導入の影響評価に係る調査「退院患者調査」の結果報告について」を基に作成

図表 10

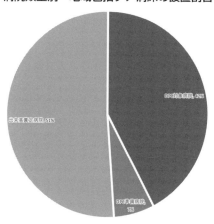

病院類型別　地域包括ケア病床の設置割合

「令和元年度 DPC 導入の影響評価に係る調査「退院患者調査」の結果報告について」を基に作成

図表 11

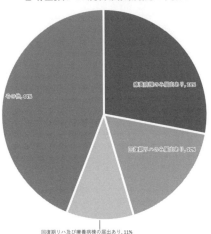

地域包括ケア病棟届出病院の内訳

その他, 44%

療養病棟のみ届出あり, 28%

回復期リハのみ届出あり, 17%

回復期リハ及び療養病棟の届出あり, 11%

「令和元年度 DPC 導入の影響評価に係る調査「退院患者調査」の結果報告について」を基に作成

師配置である急性期一般入院料 1 から地域包括ケア病棟への転換が最も多いことが関係したのだろう。ただ、今回のデータで明らかになった「療養病棟を併設し、なおかつ DPC 対象病院でない施設」がかなりの割合を占めていることからすれば、今後の地域包括ケア病棟の在り方について再検討が必要ではないだろうか。そもそも、療養病棟から回復期機能を有する地域包括ケア病棟に転換することは、地域のためにも病院の機能向上のためにも望ましいことだ。

　ただ、算定期間が 60 日では、療養病棟からの転換に二の足を踏むケースも多いだろう。回復期リハビリテーション病棟の算定日数との整合性を考えれば、90 日まで算定可能としてはどうだろうか。もちろん 60 日超え患者の点数に傾斜を付けるのは現実的。療養病棟が地域包括ケア病棟に転換し、診療密度が高い医療提供を行うことにより、療養病棟の在院日数短縮にもつながり、在宅復帰患者も増加することだろう。

　もう 1 つの展望は、200 床未満の病院に限って地域包括ケア病棟入院料（入院医療管理料）1・3 の届出が可能だが、一律に 200 床でなく DPC 算定病床数

図表 12

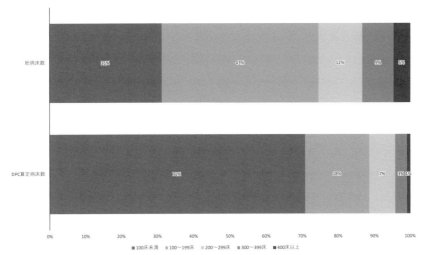

地域包括ケア病棟届出病院の病床規模

「令和元年度 DPC 導入の影響評価に係る調査「退院患者調査」の結果報告について」を基に作成

を基準としてはどうだろうか。

　図表 12 は、地域包括ケア病棟届出病院の病床規模であり、DPC 算定病床数で見るとおよそ 9 割が 200 床未満であるが、療養病棟等を含む総病床数では74％まで下落する。許可病床では 200 床以上でも、急性期病床数が 200 床未満であるケアミックス病院が一定程度存在するので、地域包括ケア病棟の魅力度をより高め、普及させるためにはこのような配慮を行うことも有効だろう。これにより、急性期病床削減を進めることも可能となる。

　病院機能によるが、地域包括ケア病棟の設置を前向きに検討することは、地域にとっても、病院にとっても望ましいことだ。ただ、責任を持って管理できる医師の存在は不可欠で、臓器別に専門分化された急性期病院では、総合診療医が不在のために整形外科の後方病棟として用いられるケースも少なくない。結果として、稼働率が上がらず当該病棟が不採算になってしまう可能性もある。だとしたら、療養病棟にさらなる道を開くことにより、回復期機能の充実を図るという選択もあり得る。

　仮に、過剰である急性期病床の削減を図りたいのであれば、「重症度、医療・看護必要度」の評価の仕組みを検討することに加え、入院初期へのさらなる報酬の重点化により実施可能だ。高齢化が進む我が国の医療において、回復期機能の病床を充実させることは不可欠である。

2-10

医師が確保できれば患者が増加する
—医師偏在をどう考えるか—

(ビジョンと戦略 連載第119回 2021年1月号)

1. 第9次医療法改正における医師偏在是正と新たな医師偏在指標

2018（平成30）年の第9次医療法改正では、医師偏在を是正する改正が行われた。その趣旨は、地域間の医師偏在の解消等を通じ、地域における医療提供体制を確保するため、都道府県の医療計画における医師の確保に関する事項の策定、臨床研修病院の指定権限及び研修医定員の決定権限の都道府県への移譲等の措置を講ずるものである。

その具体的な内容としては、①医師少数区域等で勤務した医師を評価する制度の創設、②都道府県における医師確保対策の実施体制の強化、③医師養成過程を通じた医師確保対策の充実、④地域の外来医療機能の偏在・不足等への対応等があげられている。第6次医療法改正での地域医療構想を推進するためにも、医師偏在対策は重要な政策課題である。

医師偏在を具体的に示す指標としてしばしば人口10万人当たりの医師数が用いられており、今日も一定の意義を有すると考えられる。しかしながら、医師偏在指標が提唱され、そこでは受療率、将来人口構成、医師の性別や年齢分布、患者の流出入等を調整した推計が行われている。

図表1の上段が人口10万人当たりの医師数であり、下段が新たな医師偏在指標となっており、計算方法の変更によりその順位変動もみてとれる。国は、この医師偏在指標を医師確保計画にあわせて見直すこととしている。

2. 新臨床研修医制度の影響は？

2004（平成16）年に初期臨床研修が必修とされ、それ以降に大学医局の人事

図表 1

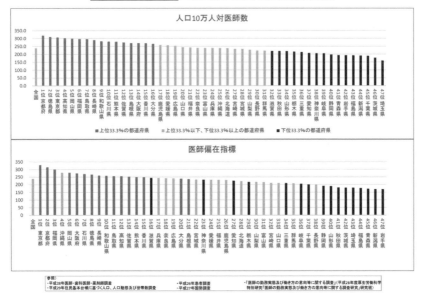

流出入を考慮した三次医療圏ごとの医師偏在指標

権が希薄化し、特に地方の中小病院からの医師引き上げが進んだと指摘される。**図表 2** に示すように確かに初期臨床研修医制度が開始されてから大学病院以外での初期研修の内定者数が増加しており、令和元（2019）年度は大学病院を選ぶ者が 40％を下回っている。しかしながら、研修医からすれば症例数が多く、教育体制に優れ、さらに条件のよい病院を選ぶことは憲法で保障される職業選択の自由からして当然の権利であるともいえ、大学病院も初期研修医の教育体制に注力する必要があることは言うまでもない。ただし、その指導医を大学が確保するために、医師引き上げが行われた面もあることだろう。とはいえ、これは時代の流れであり、従来の徒弟制度を継続することは困難ではないだろうか。ただ、誰もが自由に研修先を選べるわけではなく、政策的にも大都市部に研修医が偏在しないよう内定枠の都道府県別の定員上限が設けられている。

3. 医師偏在の実態と我が国医療制度の特徴

図表２

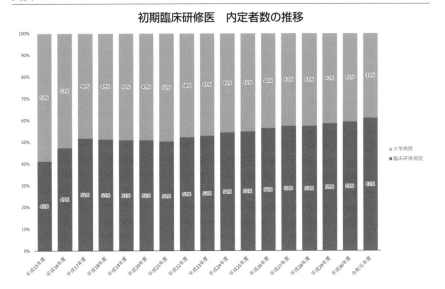

図表１にあるように医師偏在は事実として存在し、そのことが病院機能に
も強く影響を及ぼしている。東京の都市部などは診療科にもよるが医師不足と
いうことはないわけだが、千葉県では状況は全く異なる。ただ、千葉県といっ
てもかなり千葉市から西側の東京よりでは医師が集めやすいが、それ以外では
深刻な医師不足に悩む病院が多いのも事実である。これは埼玉県でも同じで大
宮から南の東京よりでは医師確保がしやすいが、群馬県に近づくと一気に医師
不足が深刻化するなど、各地で同様の状況がみられる。「川を１つ越えるごと
に医師不足が進む」とも言われている。ただ、病院経営の立場からして、医師
確保が十分であれば全てがうまくいくわけではない。都市部の病院では医師確
保が容易であるゆえに、集めすぎて１人当たりの生産性が下落し、業績悪化に
つながるケースも少なくないことは忘れてはならない。また、医師数が確保で
きることと、熱意があり患者から評判のいい、さらに腕の立つ医師が採用でき
ることとは別問題である。特に都市部では患者の意識が高く、ドクターショッ
ピングさえ行われるという現実もあり、地域によってそれぞれ悩みは尽きない
ものである。ただし、都市部ではできる医師に交替するという選択肢があるの

図表3

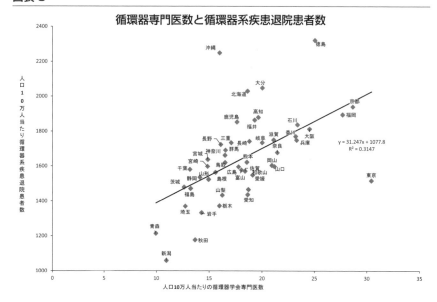

日本循環器学会、DPC評価分科会データを基に作成

も事実だ。

　政策的には医師偏在の是正は急務である。我が国医療制度の国民皆保険、フリーアクセス、現物給付の3つの優れた特徴を有すると言われるが、医師偏在により過疎地では適切な医療が受けられず、この屋台骨が崩れかかっているという現実も露呈している。

　コロナ禍では特定警戒都道府県など医師が比較的潤沢な地域に患者が増加しているため、どちらかというと看護師確保の方が問題なのかもしれない。医療提供体制の崩壊が危惧される旭川も医大があることから、北海道では札幌に次いで医師確保がしやすい地域といえるだろう。

4. 医師が増えると患者が増えるという現実

　医療経済学では供給者誘発需要といわれる現象があると説明されることがある。医療供給（提供体制）が強化されると、医療需要が増加するという仕組みである。一方で、医療提供体制が脆弱であれば、医療提供が過小になる可能性

図表4

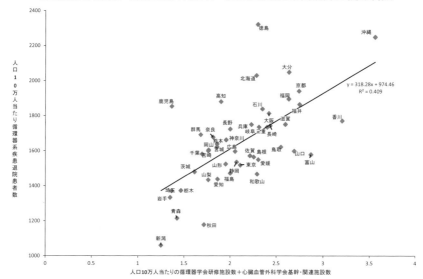

循環器研修施設、心臓血管外科基幹・関連施設数と循環器系退院患者数

日本循環器学会、心臓血管外科専門医認定機構、DPC評価分科会データを基に作成

も指摘されている。

　図表3は横軸に人口10万人当たりの日本循環器学会専門医数を縦軸に人口
10万人当たりの循環器系疾患の患者居住地別の退院患者数をとったものであ
り、両者には有意な相関がみられる。つまり、循環器専門医の全てが病院で働
いているわけではないが、地域の医療提供体制によって患者数が異なることを
示唆している。さらに**図表4**は循環器学会の研修施設数に心臓血管外科学会
の基幹・関連施設数との相関をみたものであり、さらに強くなる。これは平成
30（2018）年度のDPC提出データを用いたものであり、この年からは全ての
急性期病院がDPC対象病院であろうと、出来高算定病院であろうとデータ提
出をしていることから、かなり地域の実態に近いものと予想される。

　この他にも狭心症のPCI（※1）や頻脈性不整脈のカテーテルアブレーショ
ン（※2）に地域差があることも私たちの研究ではすでに明らかにしている。
いずれも医療提供体制との関係があり、手術実施率が高い地域は専門医が多数
存在するのに対して、実施率が低い地域では救急対応で手一杯であり予定手術

症例にまで手が回らないということを意味している。

　このことを病院マネジメントの視点からみれば、専門医を増やすことによって症例数が増える可能性があるということになる。だからこそ、医師確保に躍起になる病院が多いのも事実であり、エビデンスに基づいた経営といえるかもしれない。ただ、地域の医療提供体制全体を見据えて、過剰とされる機能に注力しようとしても症例数が期待できるわけではない。供給者誘発需要が働く可能性があるとはいえ、急性期医療需要には限界点もあるわけだ。地域で不足する機能を他に先駆けて提供することが、地域医療の最適化につながり、自院の経済性を向上させることだろう。

（※1）Regional Variation in the Use of Percutaneous Coronary Intervention in Japan、Circ J. 2017
（※2）Regional variation in the use of catheter ablation for patients with arrhythmia in Japan, *Journal of Arrhythmia*, 2020

2-11

医師確保を視野に、これからの外科医療を考える

（CBnews マネジメント 連載第 142 回 2021 年 3 月 1 日）

　急性期病院にとって手術は極めて重要な機能だ。急性期と言い得るためには、入院診療単価が高いことが前提であり、そのためには手術件数増と在院日数短縮が鍵を握る。

　ただ、確実に外科医離れが進んでおり、外科への入局者は著しく減少しているのが昨今の状況だ。地域によって外科医は絶滅危惧種となってしまうかもしれない。実際に、診療科別の医師数を見ると、外科医の減少は著しいことがわ

図表 1

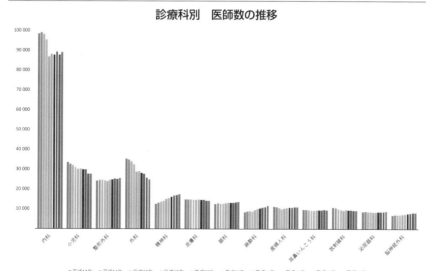

診療科別　医師数の推移

厚生労働省、「医師・歯科医師・薬剤師統計」を基に作成

図表 2

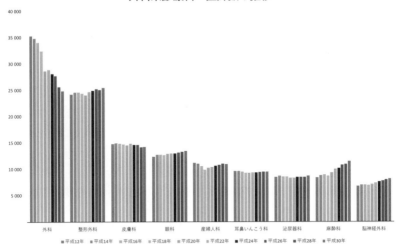

外科系診療科　医師数の推移

厚生労働省、「医師・歯科医師・薬剤師統計」を基に作成

図表 3

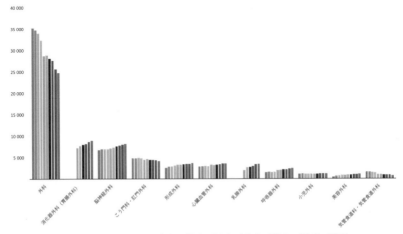

外科系診療科（臓器別分類等）　医師数の推移

厚生労働省、「医師・歯科医師・薬剤師統計」を基に作成

図表4

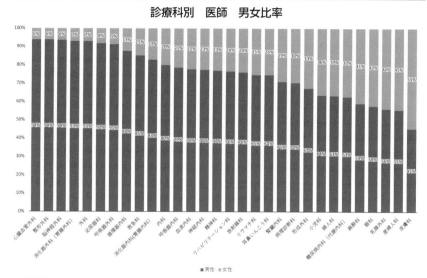

診療科別　医師　男女比率

厚生労働省、「医師・歯科医師・薬剤師統計」を基に作成

かる（**図表1**）。

　内科も減少しているので、これは臓器別診療科に分かれたこともある程度影響しているだろうが、2000年から2018年にかけて外科は42％減少している。臓器別の状況を見ても、やはり外科離れが進んでいるのは事実だ（**図表2、3**）。一方で、精神科や整形外科などは増加傾向にあり、これは千葉大学病院の入局者の状況とも一致する結果のため、うなずける。

　なお、男女別で見ると外科系は女性からは人気がない一方で、皮膚科、眼科などの診療科では女性医師が多いことが注目される（**図表4**）。現実に目を向ければ、女性医師数は増加しており、このままでいくと、外科を希望する医師は減少の一途をたどる可能性もある（**図表5**）。

　では、なぜ外科医離れが進んでいるのだろうか。それは、勤務時間が長く、緊急手術も多く、術後管理、さらにはフォローアップの外来など、負担の大きさが影響しているのだろう。2024年に向けて医師の働き方改革を推進する必要があるが、これは義務と受け止めるよりも、前向きに捉えるべきことで、特に外科系医師の負担軽減をいかに図るかは、今後の我が国の医療にとっても、

図表5

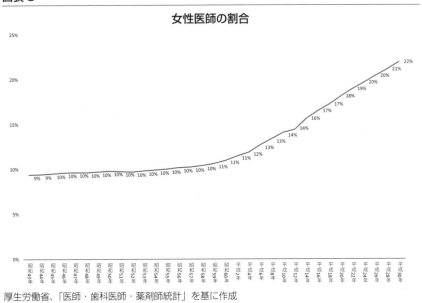

女性医師の割合

厚生労働省、「医師・歯科医師・薬剤師統計」を基に作成

　個々の病院にとっても重要課題であることは間違いがない。コロナ禍を理由に、この取組を遅延させるべきではない。

　外科医は皆、手術が好きで「自分の腕で患者を治癒させたい」という熱意を持っており、私はいかに気持ちよく手術ができる環境を整えるかが、病院経営にとって重要であると考えている。しかし、外来も救急も受け、術後管理もがん患者の化学療法も担当するとなると、負担は大きい。いかに外科入局者が減少しようとも、自院で外科医の確保は必須であり、それが急性期らしく生きられるかどうかの生命線である。

　外科医を集めるためには、手術ロボットを購入するなど「道具を与えればよい」と考える病院経営者もいるかもしれない。ただ、ロボットはどの病院でもお金さえ払えば購入でき、本質的な差別化にはなり得ない。大切なことは、病院を挙げての体制整備であり、それができる施設こそが、手術センターとして残っていくのではないだろうか。もちろん、外科医を増やすことは容易ではないが、外科医が手術等への輝ける時間を増やすことは取組により可能だろう。

　本稿では、働き方改革を推進し、外科医離れを防ぐための提案を行う。

　まず1つ目は、PFM（Patient Flow Management）を円滑に進めることだ。予定入院患者については入院前から支援を行い、入院中はクリニカルパスを適用し、スムーズな退院につなげていく。そのためには、看護師や医師事務作業補助者の多職種の介入が不可欠である。

　この点で、例えば佐久医療センターの取組は先進的であり、あらゆる病院の参考になることだろう。同センターでは、患者サポートセンターを立ち上げ、予定入院患者のほぼ全てに入院前からのマネジメントを行っているという。特に看護師が中心となって、病歴の聴取、入院前に必要な検査の予約・オーダー入力、検査の同意書の取得、クリニカルパスを用いての説明・オリエンテーション、入院前検査の評価、必要に応じての他科受診、持参薬管理室との連携で薬の確認・中止、かかりつけ医への問合せ、退院後の生活への援助、口腔内ケアの実践、高額療養費の事前申請などの業務を行っているという（※1）。このような取組は外科医師の負担軽減につながるが、過剰な人員配置は慎むべきで、バランスは重要である。

　2つ目は、術後患者を集約化することだ。心臓血管外科を除く外科では、術後にICU入室するケースはそれほど多くはない。もちろん消化器外科でも、一定程度ICUに入室させる病院はあるが、データ提出しているSOFAスコアを考慮すると、ハイケアユニットが妥当だといえるだろう。

　術後管理のために外科医が病院に泊まり込むことは、負担であることは間違いがない。もちろん、「主治医として責任を持ちたい」という外科医も多いだろうが、「その負担がなければ外科を志したい」という医師もいるはずで、この対応は重要だと考える。皮膚科や眼科の女性医師が多いと述べたが、診療科特性や開業がしやすい診療科であることも関係するのかもしれないが、「手術はしたいけれど、泊まり込みの濃厚な術後管理からは解放されたい」という思いを持った医師が多いと予想される。施設基準の届出と関係なく、術後患者を集約し、麻酔科管理、それがかなわないならば、特定行為研修修了看護師の有効活用などを検討することが望ましい。

　3つ目は、がん患者の化学療法を、外科でなく腫瘍治療科へシフトすること

図表 6

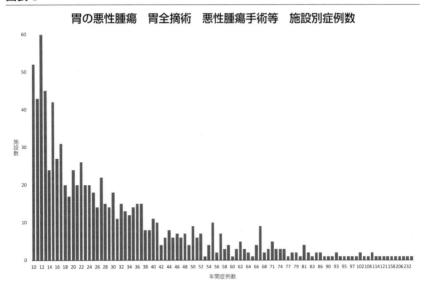

胃の悪性腫瘍　胃全摘術　悪性腫瘍手術等　施設別症例数

DPC 評価分科会資料を基に作成。平成 30 年度の状況

図表 7

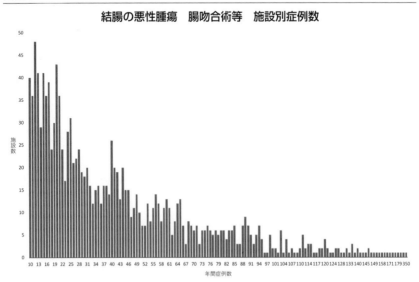

結腸の悪性腫瘍　腸吻合術等　施設別症例数

DPC 評価分科会資料を基に作成。平成 30 年度の状況

だ。腫瘍内科医等を集めることが難しいという現実もあるが、医療の質向上にもつながり、この役割分担は重要であると考える。なお、外科医が手術等を行いながら、外来化学療法を実施するよりも、綿密な検査オーダーが行われ、質と経済性の向上にもつながるだろうと推測する。

　4つ目は、手術施設の集約化を進めることだ。症例数が多い施設のアウトカムが優れていることは、世界的に知られている事象である（※2）。月に1回しか手術をしない病院よりも、週に何件も実施する方が成績に優れることは想像に難くない。ただ、我が国では手術施設が分散しているといわれており、症例数が少ない病院も多数存在している（**図表6、7**）。今後は、胃の悪性腫瘍は減少が、結腸の悪性腫瘍は増加が予想されるが、いずれも low volume hospital からは手術がなくなると覚悟すべきだろう。

　経営学では、累積生産量が2倍になると、単位当たりのコストが20-30%減少する経験曲線効果があるといわれる。たくさん作れば安くなるということであり、手術料は診療報酬で一定であるが、手術時間は経験効果により短縮される。だとしたら、効率的で多くの手術が実施でき、治療成績にも優れる施設に患者は集まるはずだ。

　図表8、9は、胃の悪性腫瘍と結腸の悪性腫瘍について、症例数と在院日数を施設別に見たものであり、ばらつきもあるが、症例数が多い施設ほど、在院日数は短い傾向があるようだ。もちろん、患者の重症度の違いもあり、単純に比較はできないものの、一定の相関があるように思われる。これは施設別の状況だが、術者別だとさらに顕著な傾向が出ることだろう。

　我が国外科医療を守るためには、外科医師の負担軽減を図ることが何よりも重要だ。また、手術料は一定だが、ハイリスク患者に対するさらなる評価を行うなど、ドクターフィー的要素を強め、異なる角度からの評価を行うことも大切ではないだろうか。

（※1）西澤延宏、「機能分化時代の病院マネジメント-PFM 導入と地域包括ケアへの取組」、病院経営 28 のソリューション（ロギガ書房）、2021 年 2 月

（※2）Ulrike Nimptsch, Thomas Mansky. Hospital volume and mortality for 25 types of inpatient treatment in German hospitals: observational study using complete national data from 2009 to 2014. Observational Study. BMJ Open. 2017 Sep 6;7(9):e016184. doi: 10.1136/bmjopen-2017-016184.

図表 8

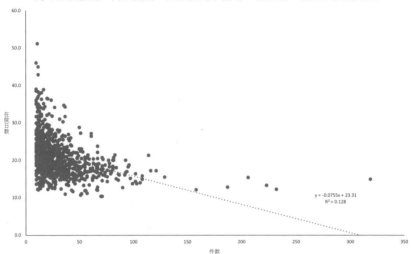

胃の悪性腫瘍　胃全摘術　悪性腫瘍手術等　施設別　件数と在院日数

DPC 評価分科会資料を基に作成。平成 30 年度の状況

図表 9

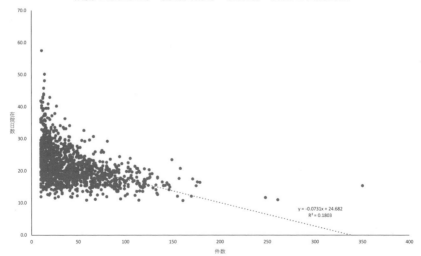

結腸の悪性腫瘍　腸吻合術等　施設別　件数と在院日数

DPC 評価分科会資料を基に作成。平成 30 年度の状況

2-12

2020 年度改定で見えた看護必要度の本質

(CBnews マネジメント 連載第 143 回 2021 年 3 月 22 日)

　厚生労働省は、2021 年 3 月 10 日の「入院医療等の調査・評価分科会」で、新型コロナウイルス患者を受け入れている施設はそうでない施設に比べて、「重症度、医療・看護必要度」（以下、看護必要度）が基準値を下回る傾向があることを明らかにした。コロナ対応によって予定手術を延期したことなどから、看護必要度が低くなる可能性もある。

　2020 年度診療報酬改定後、半年だった経過措置が 1 年に、さらに 2021 年 9 月末までへと延長された経緯から、今は基準を満たさなくてよいと安心している病院もあるかもしれない。ただ、「コロナだからいい」では済まされない急性期入院医療の本質が、この看護必要度には潜んでいる。

　看護必要度は、改定ごとにマイナーチェンジが加えられてきた。評価される対象は進化しているが、急性期病院に求められることはシンプルであると私は考えている。それは、手術と救急（特に救急車）の受入れをバランスよく行い、その患者を早く治して退院させることである。

　本稿では、「ちば医経塾」に参加する 30 施設の 2019 年 4 - 6 月と 2020 年 4 - 6 月について、急性期の一般病棟のデータを用いて看護必要度に差がつく要因を検証した。なお、今回の分析では 400 床以上の施設が多数含まれているため、「重症度、医療・看護必要度 II」を用いた。

　病院全体としての結果は、2019 年 4 - 6 月は退院患者が 6 万 7,275 件で、看護必要度は 33.0％、2020 年 4 - 6 月はそれぞれ 5 万 3,946 件、38.1％と、コロナ禍も看護必要度は 5 ポイント程度、上昇していた。コロナにより退院患者数

図表 1

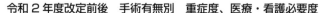

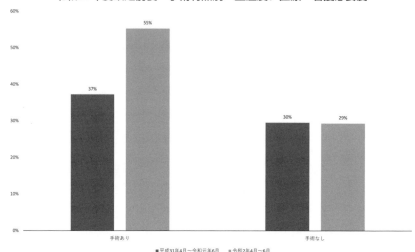

令和 2 年度改定前後　手術有無別　重症度、医療・看護必要度

■平成31年4月〜令和元年6月　　■令和2年4月〜6月

重症度、医療・看護必要度Ⅱによる評価。一般病棟を対象にしている。

は 19.8％減少したものの、改定の影響もあり看護必要度は決して下がっていないことは注目される。

　図表 1 は、2020 年度改定前後の手術有無別の看護必要度を示したもので、手術なし患者は微減なのに対して、手術あり患者は 18 ポイントも上昇している。これは改定で、C 項目の日数が大幅に延長されるなどの手厚い評価が行われたことに関係している。

　さらに、入院経過日別・手術有無別に看護必要度を見ると、改定前は手術患者について特に入院初期に必要度を満たす割合が多くなっているが、在院日数が長くなるにつれて手術なし患者との差が縮小し、ほぼ同じレベルに達する。また、手術なし患者は在院日数が長くなっても看護必要度が下落する傾向にはなかった（**図表 2**）。それに対して、改定後は手術患者の評価が一貫して高く、手術なし患者については経過日 4 日を超えると急激に必要度が下落することが分かる（**図表 3**）。これは、救急医療管理加算等が A 項目において 5 日目まで評価されていることに関係しているが、手術なし患者で急性期一般入院料 1 の基準値を満たすことは容易ではないことも、同時に意味する。

図表2

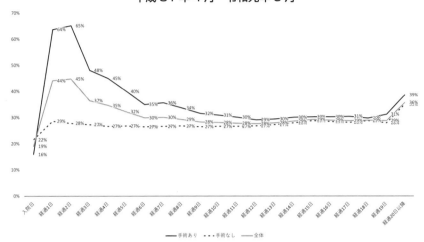

重症度、医療・看護必要度Ⅱによる評価。一般病棟を対象にしている。

図表3

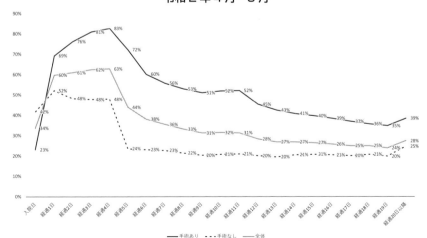

重症度、医療・看護必要度Ⅱによる評価。一般病棟を対象にしている。

図表 4

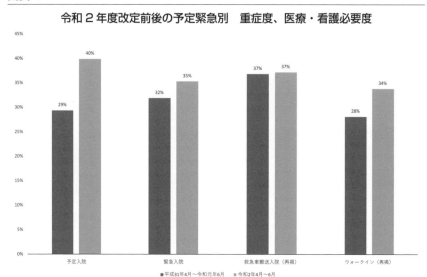

令和 2 年度改定前後の予定緊急別　重症度、医療・看護必要度

重症度、医療・看護必要度 II による評価。一般病棟を対象にしている。

　これらをさらに深掘りするために、予定緊急別に看護必要度を見ると、改定前は緊急入院の方が予定入院より高かったが、改定後はこれが逆転している（**図表 4**）。また、改定前の入院経過日別で見ると緊急入院、特に救急車搬送入院の評価が明らかに高いのに対して、予定入院は経過日 5 日を超えると 30％を下回る状況であった（**図表 5**）。

　一方で改定後は、緊急入院は経過日 4 日を境に大幅に下落するのに対して、予定入院は経過日 11 日まで高い評価が続いている（**図表 6**）。改定後に緊急入院の評価が大幅に下がったのは、B14・15（認知症・せん妄）に該当し、A 項目 1 点以上かつ B 項目 3 点以上の、いわゆる「基準（2）」が削除された影響が大きい。2020 年度改定で、高齢者が多くを占める緊急入院患者については入院初期のみに手厚い評価が行われたが、予定入院に多い手術患者については前述したように、C 項目で重点的に評価されたことが関係している。

　予定緊急別の入院診療単価を見ると予定入院が高く、緊急入院はそれに対して 37％低くなっている（**図表 7**）。これは手術実施率と在院日数が関係してい

図表 5

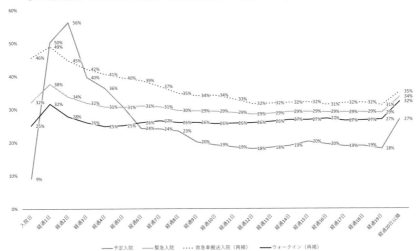

予定緊急別　重症度、医療・看護必要度　平成 31 年 4 月～令和元年 6 月

重症度、医療・看護必要度Ⅱによる評価。一般病棟を対象にしている。

図表 6

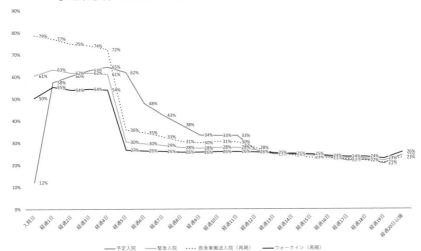

予定緊急別　重症度、医療・看護必要度　令和 2 年 4 月～6 月

重症度、医療・看護必要度Ⅱによる評価。一般病棟を対象にしている。

図表 7

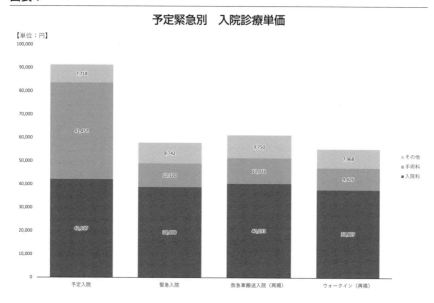

予定緊急別　入院診療単価

る（**図表 8、9**）。予定入院は手術実施率が高いのに対して、緊急入院は在院日数が長くなることも単価に強く影響を及ぼしている。ただ、緊急入院でも救急車搬送入院は入院診療単価が高めであり、重症患者が多いことにも影響を受ける。

　予定入院に多い手術患者については看護必要度でも評価されており、手術実施率は急性期病院にとって極めて重要な指標である。一方で、緊急入院については入院診療単価も低く、改定後は看護必要度でも入院初期を除き高く評価されていない。もちろん、救急を受け入れることは地域を支えるためにも、新入院患者を獲得するためにも重要であるが、いかに早期の退院・転院が行えるかがポイントになる。次の救急患者を円滑に受け入れるためにも、いかに急性期病棟から出すかが、長期化する救急患者では重要になる。

　DPC ／ PDPS では、入院期間 II 以内の退院患者割合を高めることが重要である。**図表 10** は、各入院期間における看護必要度と入院診療単価を見たものであり、入院期間によって看護必要度も単価も下落していく。

　診断群分類ごとの全国の平均在院日数である入院期間 II を超えると看護必

図表 8

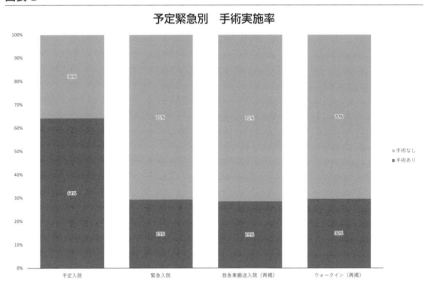

予定緊急別　手術実施率

図表 9

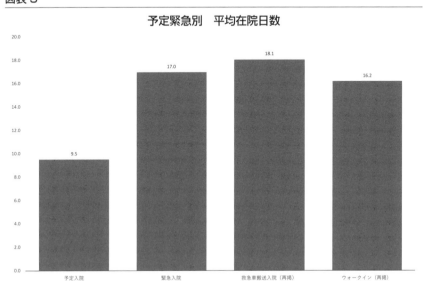

予定緊急別　平均在院日数

図表10

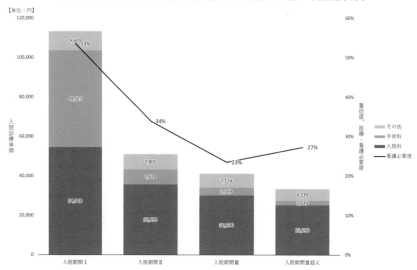

各入院期間における入院診療単価と重症度、医療・看護必要度

重症度、医療・看護必要度Ⅱによる評価。一般病棟を対象にしている。

　要度は23%になってしまうし、入院診療単価のうち入院料部分はおよそ3万円まで下落する。急性期というよりも回復期的な入院とも言え、地域包括ケア病棟等への入院が適切かもしれない。空の飛行機を飛ばすよりも、低価格でも客を乗せた方がいいと航空会社ならば考えるのかもしれないが、この議論は急性期病院には当てはまらないだろう。病床管理がいかに重要であるかを当該データは示している。

　最後に、**図表11**はコロナ受入れの有無と看護必要度について見たものが表であり、病院No.横の（　）内の数値がコロナ患者の月の退院患者数である。月10件以上をハイボリュームとして□□に、月5件以上をミドルボリュームとして□□に塗ったが、必ずしも看護必要度が下落した病院は多くなく、かつ基準値も満たしている。コロナ対応に注力した病院が不利益を被らないようにする配慮は必要だが、そもそも急性期らしい医療提供を行っていれば、現行基準を満たせないことはないだろう。

　コロナ用に約100床を転用している千葉大学病院の看護必要度を見ると、余

図表11

施設別　重症度、医療・看護必要度

施設No.	H31.4-R1.6	R2.4-R2.6	増減
No.1（0）	28%	43%	15%
No.2（0）	29%	43%	15%
No.3（0）	36%	50%	14%
No.4（0）	31%	44%	12%
No.5（1）	29%	38%	9%
No.6（0）	30%	38%	8%
No.7（9）	32%	40%	8%
No.8（3）	34%	41%	8%
No.9（0）	24%	31%	7%
No.10（3）	32%	39%	7%
No.11（0）	36%	42%	7%
No.12（16）	34%	40%	6%
No.13（14）	32%	37%	6%
No.14（8）	32%	37%	5%
No.15（10）	34%	39%	5%
No.16（0）	29%	34%	5%
No.17（4）	34%	38%	4%
No.18（4）	38%	43%	4%
No.19（0）	33%	37%	4%
No.20（0）	19%	23%	4%
No.21（10）	38%	42%	4%
No.22（0）	20%	24%	4%
No.23（5）	24%	27%	3%
No.24（4）	29%	31%	2%
No.25（1）	25%	26%	1%
No.26（4）	38%	39%	1%
No.27（0）	38%	38%	0%
No.28（0）	28%	27%	-1%
No.29（2）	34%	33%	-1%
No.30（9）	40%	38%	-3%

施設 No. 横のカッコ内は新型コロナウイルスの月平均退院患者数。重症度、医療・看護必要度Ⅱによる評価。一般病棟を対象にしている。

裕で基準値をクリアしている（**図表12**）。ただ、それでも手術なし患者に対する評価は高くない（**図表13**）。コロナで予定手術が延期され、紹介患者などなかなか戻ってこないというのも事実であり、それは急性期病院にとって厳しい

図表 12

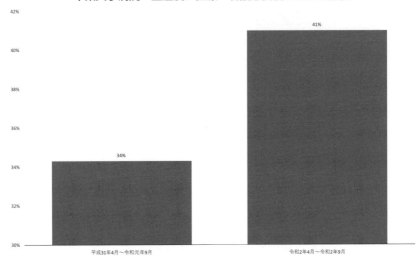

重症度、医療・看護必要度 II による評価。一般病棟を対象にしている。

図表 13

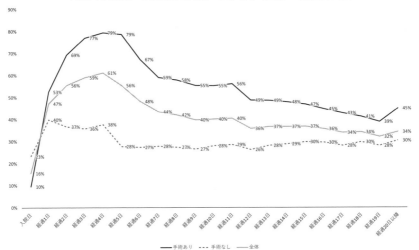

重症度、医療・看護必要度 II による評価。一般病棟を対象にしている。

現実ではある。とはいえ、この時点で入院している患者は濃厚な治療が必要な重症者が多いはずであり、そうでない病院は地域包括ケア病棟を増加させるなど、別の選択肢を視野に入れた方がいいだろう。

　本稿では、看護必要度は高い方がいいというニュアンスを感じられたかもしれない。確かに、基準値を満たさないと急性期一般入院料1の届出はできなくなる。ただ、看護必要度が高過ぎることも望ましくなく、千葉大学病院では21年4月からハイケアユニット入院医療管理料の届出を行い、術後患者を集約することで一般病棟の負担軽減を図ることを考えている。病院の置かれた立ち位置により選択肢は様々あるが、コロナだから何もしない、今は補助金があるからいい、という発想は捨てるべきだ。どのような時にも患者のために、地域医療を支えるために、あるべき病院運営を考え、行動し続けるのが病院経営者の役割である。

2-13

手術の外来化を図り、急性期らしさを追求すべき

（CBnews マネジメント 連載第 145 回 2021 年 4 月 19 日）

　新型コロナウイルス感染症が、変異株の影響もありこれまでにない速度で急拡大が続き、重症化も速くなっているようだ。特に大阪府では医療緊急事態宣言が発せられ、コロナ患者を受け入れている府内の 59 病院に対して、不急の手術を延期するなど一般医療を制限し、病床を確保するよう要請があった。すでに、新型コロナウイルスは第 4 波の入り口に立ったという見解もあり、「まん延防止等重点措置」の実施区域も拡大されつつある。一方で、ワクチン接種率は 1％に満たない状況であり、今後も医療提供体制の逼迫が強く懸念される。

　平時から主張してきたことだが、治療が終了した患者はできるだけ早く退院させる病床運用が望ましく、政策的にもこれに対する強いインセンティブを設ける必要性があるだろう。現状では一定の稼働率がないと赤字になる仕組みのため、病院としては病床を埋めることが必須だからである。ただ、空床確保は外来化によっても実現できるはずだ。

　本稿では、白内障手術患者などの眼科系疾患についての実態を明らかにし、今後の外来化の必要性について言及する。

　図表 1 は千葉大学病院の白内障片眼手術患者について、3 日入院患者の入院経過日別の診療単価であり、2 日目に手術をすることからその単価が高くなっている。ただ、入院料部分に着目すると 2 日目は約 3.1 万円で、地域包括ケア病棟の全国平均が 3.2 万円程度であることを考慮すると極めて低い水準だと言える。**2-6** で取り上げたように、千葉大学病院の DPC ／ PDPS における医療機関別係数は、2020 年 10 月現在で大学病院本院のトップである。にもかかわ

図表 1

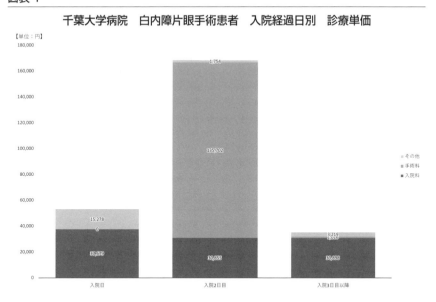

千葉大学病院　白内障片眼手術患者　入院経過日別　診療単価

らず、13対1の看護師配置を前提とした地域包括ケア病棟よりも低単価という事実から、そもそも病床が埋まっていることを喜べるのかという疑問が生じる。

　総収入で比べると千葉大学病院の場合、3日入院で約25.8万円なのに対して、外来では約13.2万円であり、病床が空いているのであれば入院させた方がいいのではないかという議論になりがちだ（**図表2**）。これは、白内障手術患者が「重症度、医療・看護必要度」（以下、看護必要度）の評価対象外であることも関係する。実際に、診療科別・MDC別の看護必要度を見ると、眼科は極めて低い評価である（**図表3、4**）。疾患別で見ても、白内障以外の網膜剝離なども看護必要度は上がらない（**図表5**）。

　そもそも眼科系疾患に、7対1のような手厚い看護師配置が必要なのかが問われている。もちろん高回転であるのが眼科病棟の特性なので、忙しくないとは言えない。2、3日程度の短期間で入退院を繰り返すからだ。だとすれば、入院せずに外来で対応することにより手間をかけないという考えもある。最初は抵抗があるかもしれないが、外来化学療法と同じように、いったん外来化を

図表 2

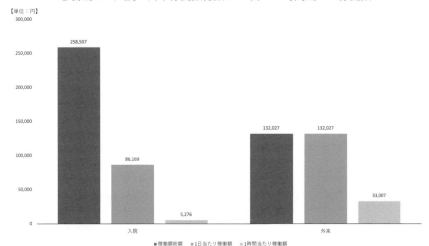

千葉大学病院　白内障　片眼手術患者
患者当たり入院・外来稼働額総額と 1 日・1 時間当たり稼働額

入院の平均在院日数は 3.0 日、外来は手術日を対象にしている。

図表 3

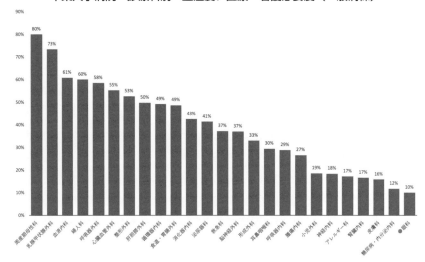

千葉大学病院　診療科別　重症度、医療・看護必要度（一般病棟）

水晶体再建術は集計の対象外としている。

図表4

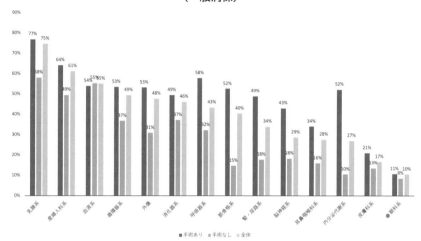

千葉大学病院　主要診療領域別　重症度、医療・看護必要度
（一般病棟）

水晶体再建術は集計の対象外としている。

図表5

千葉大学病院　眼科　傷病名別　重症度、医療・看護必要度、入院診療単価、
退院患者数　令和2年度

傷病名	重症度、医療・看護必要度	入院料	手術料	その他	入院診療単価	退院患者数
白内障、水晶体の疾患　手術あり	-	33,270	48,300	6,879	88,449	440
網膜剥離　手術あり	16%	36,261	63,738	4,384	104,383	176
黄斑、後極変性　手術あり	6%	34,952	93,952	4,418	133,323	126
緑内障　その他の手術あり	7%	35,315	74,524	4,902	114,741	120
硝子体疾患　手術あり	6%	36,770	100,305	6,209	143,284	110
緑内障　緑内障手術　濾過手術	3%	36,114	45,100	4,408	85,622	89
糖尿病性増殖性網膜症　手術あり	9%	34,098	84,493	4,656	123,246	74
脈絡膜の疾患　手術あり	3%	45,517	41,123	4,943	91,583	11
網膜血管閉塞症　その他の手術あり	13%	37,224	116,590	5,601	159,415	10
網膜血管閉塞症　増殖性硝子体網膜症手術	40%	35,406	89,549	4,384	129,338	7
眼損傷	26%	43,701	36,829	8,162	88,693	7

すれば、むしろそれが常態化して楽になる。

　図表2では1時間当たりの稼働額を見たが、こちらは外来の方がずっと高くなる。入院すれば、そこには人件費などのコストがかかるのだから、総収入だけで比べるべきではないだろう。ただ、病院によっては、白内障などの短期症

図表6

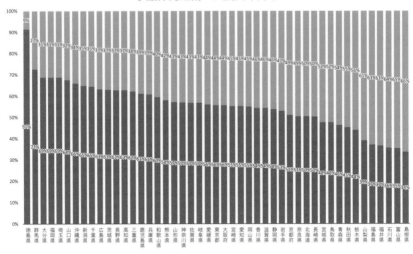

水晶体再建術　入院外来片率

第5回　NDBオープンデータを基に作成

例は室料差額が徴収しやすいなどの理由で、あえて入院を選択するケースもあるようだ。

　入院外来比率について都道府県別に見たものが**図表6**で、9割以上を外来で実施する徳島県のような地域もあれば、入院比率が高い地域も存在している。患者の重症度や高齢化率が異なれば、入院外来比率にも違いが生じる（**図表7、8**）。白内障手術患者の約9割が65歳以上なので、65歳以上人口10万人当たりの白内障手術件数を見ると、最大と最小では1.6倍程度の差があることが分かる（**図表9**）。これは、循環器系疾患などと同様に、医療提供体制によるところが大きいと推測される。

　同じ眼科系疾患でも、網膜剥離は外来比率が低い状況にあり、看護必要度という点で今は評価されていないが、より入院が必要な疾患といえるだろう（**図表10**）。とはいえ、白内障手術患者の外来比率と、網膜剥離の外来比率には一定の相関があり、医師の考え方や提供体制等が影響しているのだろう（**図表11**）。

図表7

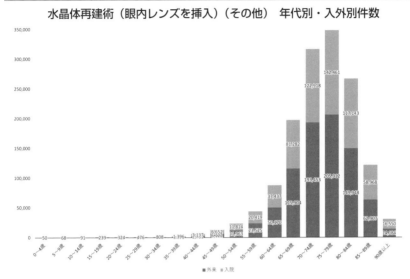

第5回　NDB オープンデータを基に作成

図表8

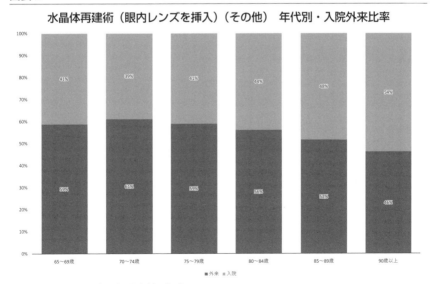

第5回　NDB オープンデータを基に作成

図表 9

人口 10 万人当たり水晶体再建術（眼内レンズを挿入）（その他）　件数

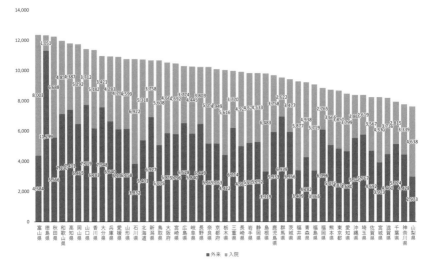

第 5 回　NDB オープンデータを基に作成

図表 10

硝子体茎顕微鏡下離断術（網膜付着組織を含む）入院外来比率

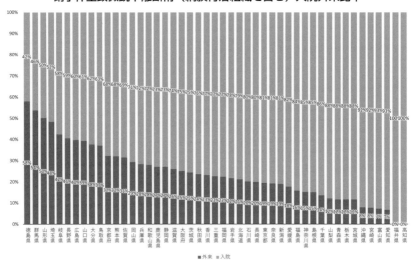

第 5 回　NDB オープンデータを基に作成

図表 11

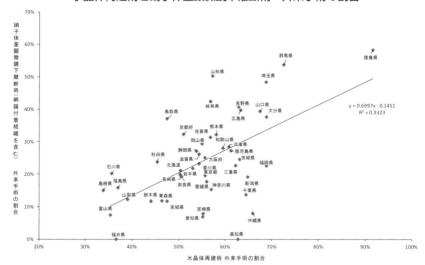

水晶体再建術と硝子体茎顕微鏡下離断術　外来手術の割合

$y = 0.6997x - 0.1451$
$R^2 = 0.3323$

第 5 回　NDB オープンデータを基に作成

図表 12

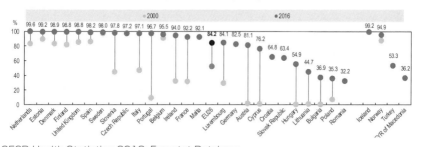

Share of cataract surgery performed as day cases, 2000 and 2016 (or nearest year)

OECD Health Statistics 2018; Eurostat Database.

　なお、海外に目を向けると、白内障手術のほとんどが外来で実施されている
国が少なくないという現実がある（**図表12**）。網膜剥離の在院日数は中長期で
見ると短縮傾向にはあるが、一定の治療期間が必要であり、入院の必要性が白
内障よりも高いのだろう（**図表13、14**）。

図表 13

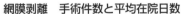

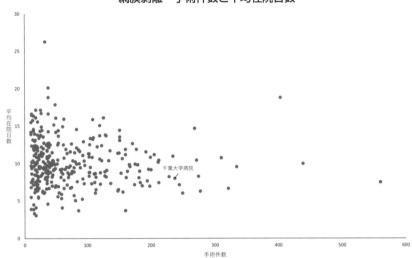

DPC 評価分科会資料を基に作成。全国の急性期一般入院料を届出る全病院の平成 30 年度の状況

図表 14

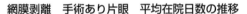

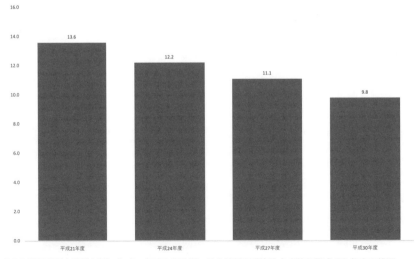

DPC 評価分科会資料を基に作成。全国の急性期一般入院料を届出る全病院の平成 30 年度の状況

図表 15

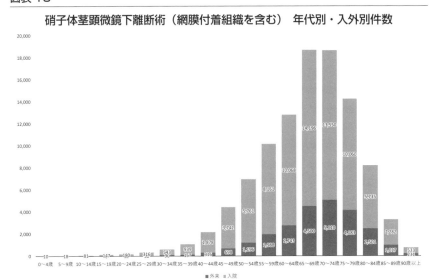

硝子体茎顕微鏡下離断術（網膜付着組織を含む）　年代別・入外別件数

第 5 回　NDB オープンデータを基に作成

図表 16

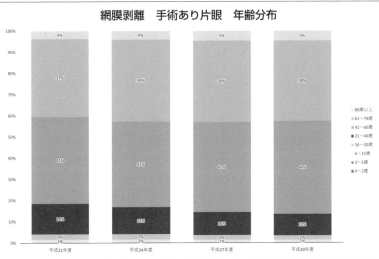

網膜剥離　手術あり片眼　年齢分布

DPC 評価分科会資料を基に作成。全国の急性期一般入院料を届出る全病院の平成 30 年度の状況

図表17

人口10万人当たり硝子体茎顕微鏡下離断術（網膜付着組織を含む）件数

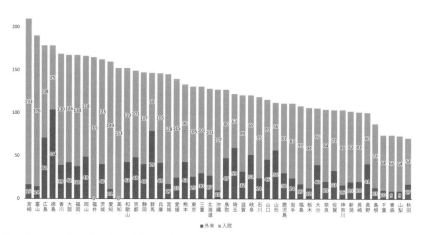

第5回　NDBオープンデータを基に作成

　さらに硝子体茎顕微鏡下離断術（網膜付着組織を含む）を年代別・入院外来別で見た（**図表15**）。こちらは、白内障よりも40代以降の若い世代の患者が多く、さらに経時的に緩やかに年齢が変化してきている（**図表16**）。

　図表17は、40歳以上人口10万人当たりの硝子体茎顕微鏡下離断術（網膜付着組織を含む）の件数であり、白内障よりも地域差が大きく、最大と最小で約3.0倍となっている。本データは患者居住地でなく、施設所在地別に集計されたものであり、患者が都道府県の境界を越えて受療することもあり得るが、一般的にそれほど多くはない（2-2参照）。ただ、高度医療ほど遠方から患者を獲得することも可能になるわけで、それが白内障よりも地域差が大きくなる要因の1つとも捉えられる。

　図表18は網膜剥離の片眼手術患者の全国の手術コードの推移であり、中長期的に変化している。医療技術が日進月歩の中で、それに追いつくだけの教育・研究体制がなければ、やがては淘汰されてしまうだろう。短期手術はできるだけ外来で対応し、高度医療で病床を埋めることが本来の病院らしさにつながるだろう。

図表 18

網膜剥離　片眼　手術コードの状況

手術コード	手術名	平成21年度	平成24年度	平成27年度	平成30年度
K2801	硝子体茎顕微鏡下離断術（網膜付着組織を含むもの）	29.8%	39.8%	43.1%	45.4%
K2821ロ	水晶体再建術　眼内レンズ挿入（その他）	23.7%	27.2%	29.2%	29.7%
K275	網膜復位術	22.1%	15.9%	11.8%	9.0%
K281	増殖性硝子体網膜症手術	8.5%	3.3%	2.6%	2.7%
K2802	硝子体茎顕微鏡下離断術（その他のもの）	5.7%	5.0%	5.3%	4.7%
K2822	水晶体再建術眼内レンズを挿入しない場合	2.9%	2.3%	1.7%	1.2%
K2761	網膜光凝固術（通常のもの）	2.4%	1.8%	1.6%	2.0%
K284	硝子体置換術	2.2%	2.1%	2.4%	2.7%
K2762	網膜光凝固術（その他特殊なもの）	1.6%	1.7%	1.5%	1.6%
K277	網膜冷凍凝固術	-	0.9%	0.6%	0.9%
K278	硝子体注入・吸引術	1.0%	-	-	-

DPC評価分科会資料を基に作成。全国の急性期一般入院料を届出る全病院の平成30年度の状況

　短期的な利益も大切だが、そればかりに捉われるのではなく、病床はより重症患者のために使うなど、中長期のあるべき姿を見据えた病院経営が求められている。医療政策の視点からは、病床の有効活用のために外来化を促進する診療報酬を期待したいし、看護必要度の評価のあり方を再考することが期待される。

2-14

救急車搬送入院を円滑に受け入れるために
―コロナ禍での新入院患者の確保策―

（ビジョンと戦略 連載第 118 回 2020 年 12 月号）

1．新入院患者獲得の重要性

　新型コロナウイルスで患者数が減少した医療機関がほとんどであり、コロナ禍で今年度の業績は極めて厳しくなる病院が多いことだろう。病床稼働率が元に戻らない病院では、稼働率を優先して治療終了後も入院を延ばすケースが多いようだ。特に重症度、医療・看護必要度の経過措置期間が 9 月末から年度末まで延長になったため、とりあえず稼働額を繕うために退院させない病院が増えている。

　ただ、在院日数を延ばせば稼働率は上がるが、患者 1 人 1 日当たりの収入である入院診療単価は下落する。もちろん財務の観点からみれば、入院稼働額は患者数×入院診療単価であるから、病床を空けておくよりも単価が下落したとしても患者がいた方がプラスになるのも短期的に考えれば事実だろう。ただ、入院診療単価は急性期のバロメーターであることは間違いがない。入院診療単価が下落することは急性期らしさから遠ざかることを意味し、稼働率を優先するのであれば地域包括ケア病棟に転換した方が有利になる可能性も大である。高単価が儲かるわけではないが、現状の地域医療構想でも低単価で急性期を主張することは難しいだろう。さらに、DPC/PDPS に参加していれば効率性係数が下落するし、意図的な在院日数延長はスタッフのモチベーションにも影響するだろう。

　院長の「在院日数を 1 日延ばせ！」という号令には皆がある程度無視をすることが多いが、愚直に実行する組織ではそれに慣らされてしまっているのかもしれない。このことの一番の懸念材料は、SNS などで情報が拡散することだ。

「あの病院に行ったら必要以上に入院させられる。」と、地域で噂が飛び交ってしまうかもしれない。

2. なぜ救急車を断ってしまうのか。

　ただ、一定の稼働率がないと黒字を維持することが難しいのが現状の医療制度である。だとすれば、新入院患者の獲得に励むべきであり、それが健全であることは間違いがない。とはいえ、コロナ禍で紹介患者が以前の水準に戻らない病院が多い。それは紹介元のかかりつけ医の患者も減少していることが関係しているし、不急の治療は今でなくてもよいかと患者や家族が考えるからだ。だとすれば、救急をいかに受け入れるかが重要になり、特に重症が多く入院率が高いのが救急車搬送であり、これらの対応が大切である。

　ただ、経営陣の思惑とは相反し救急車の断りは一定程度発生する。断りがほぼ0％という病院もあるが、半分以上を断ってしまう病院も存在する。地域によって搬送件数に差があり、それにより応需率も違うわけだが、一般的には8割以上受け入れていれば優秀だといえる。では、断らない救急をどう実現するのか。それは気合いだけでなく、体制の整備が重要な鍵を握る。救急車を断ったら翌日、院長室の呼ばれて叱られるとなれば、極力受けようと努力はするだろう。ただ、どうしようもない事実もあり、それをどう乗り越えるかはマンパワーの充実にあると私は考える。

　救急は昭和40年代初期は内因性（38.9％）よりも外傷（42.5％）が多かったが、平成28（2016）年にはは内因性が64.0％に対して外傷は22.8％まで少なくなっている。外傷は飲酒運転の減少や自動運転技術の発達等によって今後も減っていくだろう。だとすれば、内科救急をいかに充実させるか、そして総合診療的な医療提供ができるかがポイントになる。ただ、どこもホスピタリストの獲得には苦戦しているし、救世主を待ってもすぐに結果が出るものではない。

　そもそも救急を断る要因を大きく分けると満床、専門外、処置中が多くを占める。満床については、コロナ禍で空床はあるだろうから、単なる言い訳に過ぎないかもしれない。そもそも病床稼働率が90％だったとしても、常に全病床が埋まっているわけではなく実際はかなりの空床が存在する。この数値には

退院患者も含まれているからだ。曜日による違いもあり、特に週末の稼働率は低い。だとすると週末の救急をどう考えるかは病院として重要な課題である。さらに週末の救急は予後が悪いことから、受入れとともに集中管理が求められる。ただ、週明けには予定入院が入ってくる予定であり、今現在物理的には空床であっても予約ベッドであることは少なくない。状態が落ち着いた患者を他の病棟に移す、あるいは転院させるなど病院をあげたベッドコントロールが必要であり、看護部の理解はもとより、医師にも他病棟で回診をしてもらうなど協力を促さなければならない。当たり前のことだが、組織規模が大きくなるほど、縦割りになりがちなのが病院だ。

　2つ目の専門外だが、これはやむを得ない面もある。ただ、内科系の救急が多いわけだから、内科の上級医に準夜勤帯に残ってもらうという選択は有効だろう。救急患者が集中するのは22時までであるから、夜通しの体制は必ずしも必要ない。研修医やレジデントが救急を担当する病院も多く、それは若手の教育にもなる。ただ、上級医の指導や助言がないと受け入れられない患者もいるし、そもそも入院を決定してもその後、誰が引き取ってくれるのかという問題もあり、あとで何でこんな患者を入院させたのかと周囲から批判されることもある。特に高齢患者でどの診療科にも属さない場合には、翌日以降の引受け手がいないというケースも存在し、その場合は、入院決定をした医師が主治医とならざるを得ない。ただ、当直翌日も主治医をするとなると負担が大きく、働き方改革にも逆行する。適切な入院患者の振分けを病院幹部が行うべきだろう。入院が必要である患者に対して、適切な経過観察入院が行えていないケースは多く、自宅に帰って不幸な転帰を迎える最悪の事態は避けたい。

　3つ目が処置中であり、救急車が立て続けにきた場合、緊急手術中等で致し方ないこともある。トリアージ機能を十分に発揮した上で、オンコール医師に手際よく連絡するルートを確立することだ。他科の医師に依頼することには心理的抵抗があるかもしれない。病院全体で救急患者を積極的に受け入れるという方針のもと、原因究明も怠らないようにしたい。

3. 救急車入院率は重要指標

　図表1は救命救急センター等の指定を受ける高度急性期病院の救急車搬送

図表 1

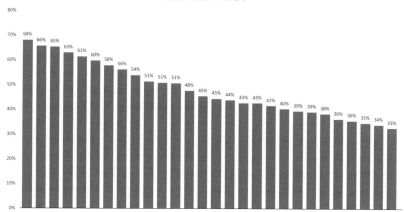

救急車搬送入院率

第 8 回　病院経営戦略研究会資料より

図表 2

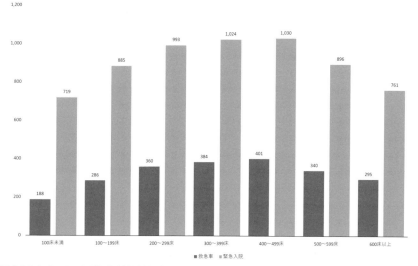

病床規模別　100 床当たり救急車搬送入院及び緊急入院件数

平成 30 年度　DPC 評価分科会資料を基に作成

図表3

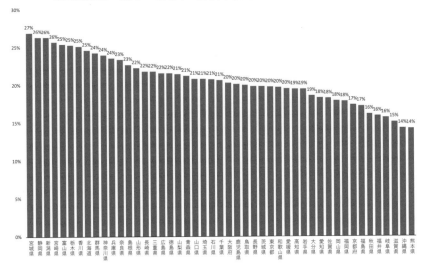

都道府県別　夜間・時間外　救急外来受診患者数に占める入院率

平成 29 年度　病床機能報告データを基に作成

　患者の入院率であり、かなりのバラつきがある。重症度の違いもあるが、左に
ある病院は救急患者をできるだけ入院させようと考えているはずだ。適切な経
過観察入院は励行することが望ましい。在院日数を延ばして稼働率を上げるこ
とは簡単だが、大切なことは入院治療が必要な患者を適切に入院させることだ
ろう。「入院させてくれない」、「ハードルが高い」病院にならないようにしな
ければならない。

　なお、病床規模ごとに100床当たりの救急車搬送入院及び緊急入院件数（救
急医療入院及び救急医療入院以外の予定外入院の合計）をみたものが**図表2**にな
る。400床台がピークで、それ以上は予定入院が多くなるため件数は少なくな
る。

　また、地域による差もあることから、自院の地域、そして機能を見極めなが
ら適切な救急患者を獲得することが地域医療を支えることにつながり、自院の
財務状況の改善にも寄与する（**図表3**）。

2-15

救急加算と救命救急入院料、
10倍の報酬差をどう考えるか

(CBnews マネジメント 連載第126回 2020年6月22日)

　2020年度診療報酬改定において、救急医療管理加算は加算1・2いずれも50点のプラス評価が行われるとともに、入院から3日以内の検査、手術・処置等の実施状況、入院時JCS等の状態に関する指標を摘要欄に記載することが求められることになった（**図表1**）。点数については、いつ患者が来るかわからない忙しい救急医療に対する評価が行われたという見方ができる一方で、摘要

図表1

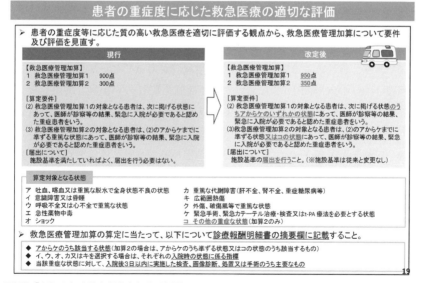

厚労省「令和2年度診療報酬改定説明資料」より引用

欄への記載は負担増になり、働き方改革に逆行することへの手間賃という捉え方もできるだろう。

　急性期病院にとって、新入院患者の約半分を占める救急への対応は極めて重要であり、その報酬設定は病院の財務状況にも直結する。2020年4月、5月と、患者数減で大幅な減収に見舞われた病院にとって、救急は新入院患者数を獲得するための極めて重要なルートであり、いかなる対応をするかは病院経営の根幹に関わる問題でもある。

　2020年度改定では地域医療体制確保加算が新設されて、救急車2,000台以上を受け入れる病院が評価されたばかりだし、しばらくは紹介患者が戻ってこない恐れもあることから、より一層、救急に注力する病院が増えるはずである。

　さらに、この秋・冬に新型コロナウイルスの第2波が襲来するのだとすれば、その際にも改めて救急医療の重要性が叫ばれ、そのあり方は国民的な議論にもつながることだろう。

　本稿では、急性期病院、特に二次救急医療機関にとっての重要な収入源である救急医療管理加算について、三次救急医療機関が算定可能な救命救急入院料1・3と軽症症例に対する算定状況を比較した上で、これからの救急医療のあり方に言及する。

　救急医療管理加算についてはかねてより、「重症である」ことなどの基準が曖昧であり、地域による審査の事情から地域差があることが知られている。

　図表1は、DPC／PDPSにおける機能評価係数Ⅱの一項目である、救急医療係数と緊急入院患者に占める救急医療入院の割合を、都道府県別に集計したものであり、両者には有意な正の相関が見られる。

　救急医療入院の割合が高い地域は、救急医療管理加算の算定率が高く、重篤な救急患者が多いことを意味する一方で、保険審査が通りやすいため、皆が当該加算を請求しているという現実もある。

　なお、**図表2**は救急医療入院割合の増減を都道府県別に見たもので、増加する地域もあれば減少する地域も存在する。これは患者の重症度というよりも、保険審査の事情が変わってきたことを意味する。

　このような地域差について国は、今後の診療報酬改定の議論の中で、何らか

図表 1

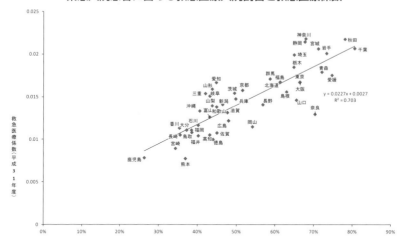

「2019年度第3回入院医療等の調査・評価分科会資料及び DPC 評価分科会　平成29年度 DPC 導入の影響評価に係る調査「退院患者調査」の結果報告について」を基に作成

図表 2

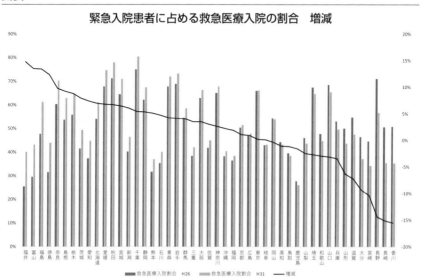

の基準を設けることを視野に入れていると考えられる。2020年度改定で、重症度等のグレードと入院初期の診療行為のデータが入手できるようになったわけであるから、線引きをしやすくなったことは事実である。

　基準を決めれば地域差は解消し、**図表1**の右上の地域は減少し、左下の地域は増加するはずであり、地域によっては大幅な減収になるかもしれない。しかしその前に、三次救急医療機関が算定可能である救命救急入院料との整合性を考えるべきである。

　救急医療管理加算1は、1日950点であるのに対して、4対1の看護師配置が求められるなど体制こそ異なるものの、救命救急入院料1・3はその10倍を超える1万223点（3日以内の期間）であり、「重症度、医療・看護必要度」もICU用では評価することが求められているだけで基準は存在しない。だからこそ、これらの算定状況の比較を行い、その違いを見ることには意義がある。

　ここでは、2018年4月から2019年3月までのDPCデータを用いて、二次救急医療機関と救命救急センターの指定を受ける三次救急医療機関について、脳梗塞、心不全、市中肺炎患者の救急医療入院割合を病院別に比較した。二次救急医療機関については「救急医療管理加算1を入院初日に算定したかどうか」、三次救急医療機関は「救命救急入院料1・3を入院初日に算定したかどうか」を見たものである。なお、二次救急医療機関と三次救急医療機関はそれぞれ20病院ずつを抽出しており、地域は全国に分散するように配慮した。

1. 脳梗塞

　図表3は、二次救急医療機関における入院時JCS（Japan Coma Scale）がゼロの脳梗塞患者について、入院初日に救急医療管理加算1を算定したかどうかを見ている。約80％の算定率の病院から10％未満まで様々な結果であった。入院時JCSがゼロということは意識障害がないと捉えるべきだが、救急医療管理加算1で積極的に算定する病院も存在する（**図表4**）。

　一方で、**図表5**は救命救急センターにおいて、脳梗塞入院時JCSゼロの患者の入院初日の救命救急入院料1・3の算定率を見たものである。算定がない病院も複数存在するが、90％近い病院があるのも驚きである。

　なお、入院時JCSについては「様式1」において、全ての病院のほとんどの

図表3

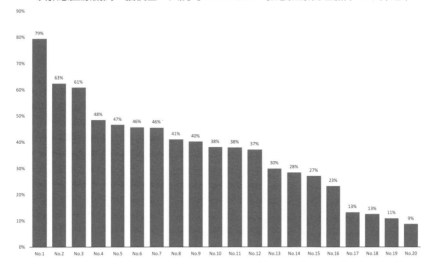

二次救急医療機関 脳梗塞 入院時 JCS ゼロ 救急医療管理加算 1 の算定率

図表4

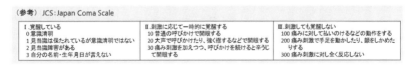

「意識障害又は昏睡」の患者について

○ 救急医療管理加算1の算定患者のうち「イ 意識障害又は昏睡」の患者の入院時のJCSをみると、JCS0が16%弱であった。
○ 加算算定患者のうちJCS0の患者が占める割合を施設ごとにみると、0-5%未満が多かったが、割合が高い施設もあった。

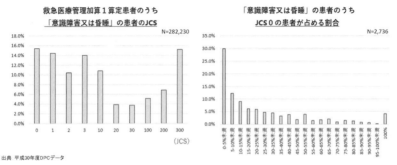

（参考） JCS：Japan Coma Scale

I.覚醒している	II.刺激に応じて一時的に覚醒する	III.刺激しても覚醒しない
0 意識清明	10 普通の呼びかけで開眼する	100 痛みに対して払いのけるなどの動作をする
1 見当識は保たれているが意識清明ではない	20 大声で呼びかけたり、強く揺するなどで開眼する	200 痛み刺激で手足を動かしたり、顔をしかめたりする
2 見当識障害がある	30 痛み刺激を加えつつ、呼びかけを続けると辛うじて開眼する	300 痛み刺激に対し全く反応しない
3 自分の名前・生年月日が言えない		

救急医療管理加算1算定患者のうち
「意識障害又は昏睡」の患者のJCS

「意識障害又は昏睡」の患者のうち
JCS 0 の患者が占める割合

出典 平成30年度DPCデータ

中央社会保険医療協議会・総会（2019 年 10 月 25 日開催）資料より引用

図表5

救命救急センター　脳梗塞　入院時 JCS ゼロ　救命救急入院料 1・3 の算定率

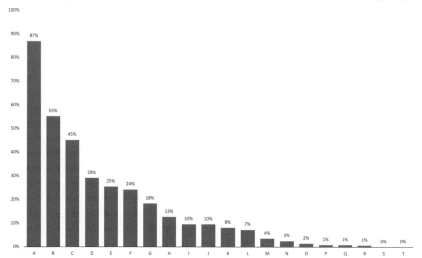

図表6

二次救急医療機関　脳梗塞　入院時 JCS 入力率

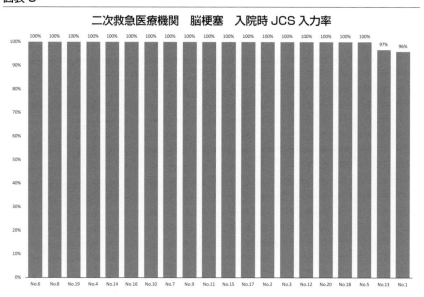

図表7

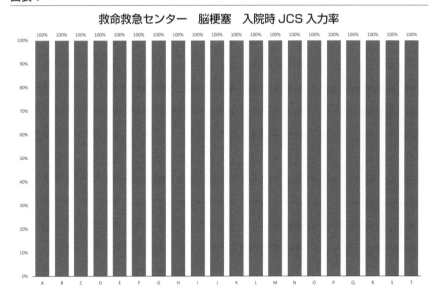

救命救急センター　脳梗塞　入院時JCS入力率

症例で入力されていた（**図表6、7**）。

2. 心不全

　心不全については、様式1でNYHAの入力が求められているが、その入力率は高くない（**図表8、9**）。その理由は、傷病名がI110、I130、I132、I270、I272、I279のコードの場合に入力を必須としていることが関係しており、今後その実態がより明らかになることが期待される。

　その意味で限られたデータではあるが、NYHA1・2で救命救急入院料1・3の算定率が100％という救命救急センターがある一方で、二次救急医療機関で算定率ゼロというケースも存在した（**図表10、11、12**）。

　NYHA1・2は重症心不全には該当しないと考えられ、救急医療管理加算1の算定ならばともかく、救命救急入院料1・3を積極的に算定する医療機関があることには、違和感を覚える。

図表 8

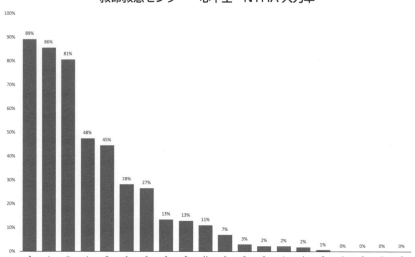

救命救急センター　心不全　NYHA 入力率

図表 9

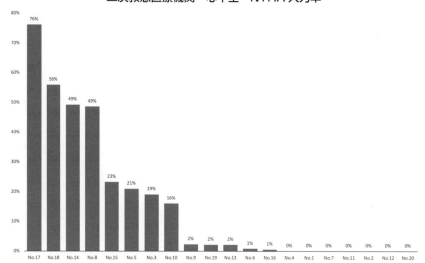

二次救急医療機関　心不全　NYHA 入力率

図表 10

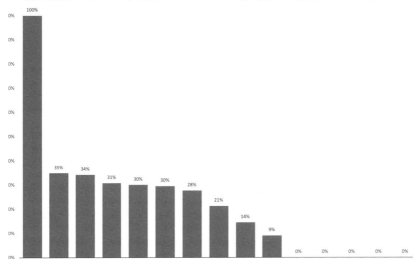

救命救急センター　心不全　NYHA1・2　救命救急入院料１・３の算定率

図表 11

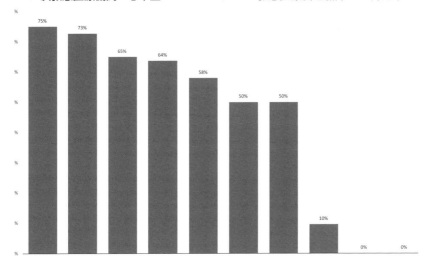

二次救急医療機関　心不全　NYHA　1・2　救急医療管理加算１の算定率

図表12

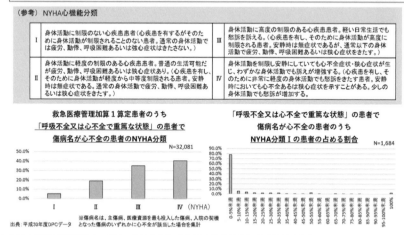

中央社会保険医療協議会・総会（2019年10月25日開催）資料より引用

3. 市中肺炎

　最後に、市中肺炎について、重症度分類における年齢、BUN値、SpO2値、意識障害、血圧、免疫不全状態、CRP値の7項目いずれにも該当しない軽症患者の算定率を見た（**図表13**）。**図表14**からは、救急医療管理加算1を算定する医療機関もそれなりに存在するが、さすがに救命救急入院料1・3の算定率はそれほど高くはない（**図表15**）。

　ただ、これからの軽症症例は急性期病棟でなく、地域包括ケア病棟でも診ることができるかもしれない。

　以上のように、脳梗塞、心不全、市中肺炎といった代表的な救急疾患において、二次救急医療機関と三次救急医療機関の比較をしたところ、軽症症例で救急医療管理加算1を高確率で算定する二次救急病院があることがわかった。しかし、その約10倍の報酬である救命救急入院料1・3を軽症症例で積極的に算定する救命救急センターがあるという、驚きの事実も明らかになった。

　高齢化が進む中で合併症を有する患者が多く、入院時JCSなどでは単純に

図表 13

肺炎の重症度

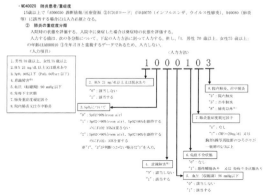

図表 14

二次救急医療機関　市中肺炎　軽傷症例　救急医療管理加算 1 の算定率

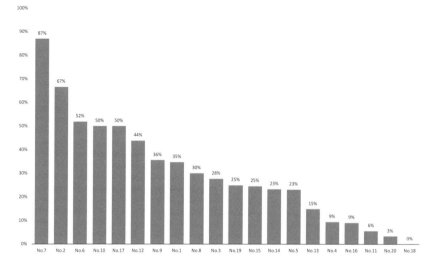

図表 15

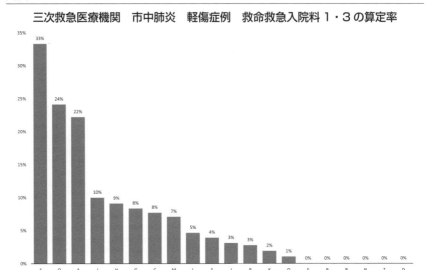

三次救急医療機関　市中肺炎　軽傷症例　救命救急入院料 1・3 の算定率

表れない重症度がある可能性もあり、救急医療管理加算の基準設定の議論は慎重に行った方がいいだろう。基準を決めれば厳格化につながる恐れもあり、その前に救命救急入院料 1・3 についての議論を優先すべきではないだろうか。

　ただ、救命救急センターは地域の救急医療において重要な役割を果たしており、二次救急病院では手に負えない症例を多数受け入れているという現実もある。だからこそ、多額の補助金も投入されているわけだ。今は基準設定を急ぐのではなく、救急を受け入れることに対して、より高い評価をしてはどうだろうか。

　確かに地域差は厳然と存在し、その解消が望ましいという考え方もあるが、ただでさえもうからない急性期医療をさらに厳しいものにすれば、医療崩壊を招く危険性がある。また、救急を受け入れれば新型コロナウイルス患者が紛れ込むリスクをはらんでいる。多くの病院が、救急患者を気持ちよく受け入れられるような制度設計が望ましく、その方向での議論を進めてほしいものだ。

　救急患者を受け入れ、入院させることには相当な手間がかかる。一方で、治療終了後も病床稼働率を優先し、意図的に入院を長引かせる病院も存在する。いずれも似たような入院料等の報酬では、医療職のモチベーションは下がって

しまう。制度によって医療機関の行動は強く影響を受ける。大切なことは、いかに救急からの入院がしやすい仕組みを作るかであり、各病院はその体制整備を構築すべきである。そして、患者の実態と地域の算定状況を踏まえた救急医療管理加算の請求を、各病院が心掛けることが期待される。

2-16

1 入院包括払いは時期尚早ではないか

(CBnews マネジメント 連載第 148 回 2021 年 6 月 7 日)

　財務省の財政制度等審議会・財政制度分科会は、財政健全化に向けた建議の中で、入院診療の 1 日当たり包括払いである DPC 制度の見直しを提案している。具体的には、「1 入院包括払い」を原則とする診療報酬への転換が必要だという。

　2003 年度に特定機能病院等の 82 施設に対して始まり、DPC 対象病院は着実にその在院日数を短縮してきた (**図表 1**)。その背景には、DPC ／ PDPS の点数設定が入院期間に応じて逓減することに加え、機能評価係数 II における効率性係数の評価や、医療機関群における実績要件である診療密度などが関係している。

　ただ、診断群分類が始まってもうすぐ 20 年に差しかかろうとしているわけだから、分類の精緻化が進み、さらなる在院日数短縮のためには「1 入院包括払いの導入を」という声が財政の観点から上がるのも不思議ではない。これに対して、医療関係団体等の関係者からは反対の声が強く、現行の 1 日当たり包括払いが我が国医療の実情には適するとの考えだ。

　私は急性期の病院経営を考えるにあたって、まず在院日数の短縮、具体的には診断群分類ごとの全国平均の在院日数である入院期間 II 以内の退院率を重視しており、この姿勢は一貫して変わらない。それが急性期らしさだと信じているし、治療終了後に長く入院させることは患者のためにも、医療者のためにもならないし、国民医療費の無駄遣いだと考えている。結果として、高単価を実現することが急性期の証しであるとの信念を持っている。

　ただ、我が国の医療提供体制では、一定の稼働率を維持しなければ赤字に

図表1

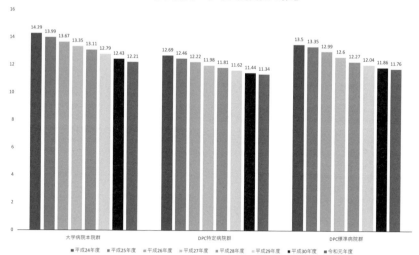

DPC対象病院 平均在院日数の推移

「DPC導入の影響評価に係る調査「退院患者調査」の結果報告について」を基に作成

陥ってしまうという現実もあり、入院期間Ⅰなどあまりにも早い退院は不採算につながりかねない。病床稼働率は病院の業績に直結する重要指標であることは承知しているが、それは結果であり、目指すべきものではないと考える。このような短い在院日数は業績を悪化させるが、「在院日数と稼働率のバランスを」と考えがちな病院経営者の姿勢を変更させる制度設計は重要であり、在院日数短縮へのインセンティブをさらに設けることには賛同する。

だとすれば、1入院包括払いが適用されれば、おそらく私が関わる病院にはプラスの影響があり、一見すると望ましいようにも感じられる。ただ、私も1入院包括払いを今すぐに導入することには賛成しない。本稿では、病院経営の現実を踏まえ、その理由について言及する。

図表2は、19年度の全国のDPC対象病院の、診断群分類別の件数と平均在院日数（DPC病棟）の変動係数を見たものである。全国で最も件数が多いのが白内障片眼手術あり患者で、その変動係数は0.38と低い。変動係数が低いということは在院日数のばらつきが小さいことを意味しており、このような疾

図表2

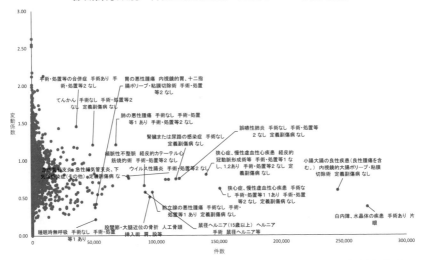

診断群分類別　件数と変動係数　全国の DPC 対象病院

「令和元年度 DPC 導入の影響評価に係る調査「退院患者調査」の結果報告について」を基に作成

　患であれば1入院包括払いを適用することは可能だろう。そもそも入院させる必要があるのかという疑問も生じる。仮に、1入院包括払いを適用すれば、外来化が可能な患者に日帰り入院で対応する病院が増加し、かえって医療費が増加する恐れがある。外来化へのインセンティブを設けなければ、適切な入院医療の議論は難しい。

　図表3は、MDC 別に平均在院日数の変動係数の状況を集計したものである。例えば、変動係数が0.5未満のばらつきの小さく、かつ件数が多い診断群分類について1入院包括払いを適用するなどの選択肢はあり得るだろう。ただ、それは決して多くなく、制度がさらに複雑化するという問題もある。

　1入院包括払いが適用されればもちろん、多くの病院は性善説に基づいて現状とそれほど大きく対応は変えずに、稼働率重視ではなく、在院日数短縮へと方針変更をするにとどまるだろう。ただ、二極化のリスクははらんでいる。例えば、病名だけ付けて、診療密度も低く、短い期間の入院をさせる病院が一定程度存在することは、現行の DPC ／ PDPS でもすでに明らかにされている。

図表3

MDC別　在院日数の変動係数

MDC		0.5未満	0.5〜1.0未満	1.0〜1.5未満	1.5以上	件数
MDC01	脳神経系	25%	63%	12%	1%	954
MDC02	眼科系	14%	71%	15%	0%	85
MDC03	耳鼻咽喉科系	29%	55%	13%	3%	93
MDC04	呼吸器系	3%	87%	9%	1%	332
MDC05	循環器系	4%	77%	18%	1%	301
MDC06	消化器系	11%	74%	14%	1%	616
MDC07	筋骨格系	7%	60%	29%	4%	250
MDC08	皮膚科系	4%	76%	17%	3%	76
MDC09	乳腺系	13%	38%	38%	11%	47
MDC10	内分泌代謝系	12%	68%	19%	2%	216
MDC11	腎・尿路系	7%	71%	21%	1%	207
MDC12	産婦人科系	19%	59%	19%	2%	181
MDC13	血液系	2%	69%	27%	1%	150
MDC14	新生児系	13%	56%	23%	9%	174
MDC15	小児系	22%	50%	11%	17%	18
MDC16	外傷	4%	63%	32%	1%	227
MDC17	精神系	0%	0%	71%	29%	7
MDC18	その他	5%	50%	41%	5%	22
全体		13%	68%	18%	2%	3956

「令和元年度DPC導入の影響評価に係る調査「退院患者調査」の結果報告について」を基に作成

1入院包括払いになれば、その危険性はさらに高まってしまう。クリームスキミングを完全に排除することはできないが、病院経営が厳しい昨今であればこそ、そのような運用が常態化する危険性は事前に排除した方がよいだろう。

　さらに、1入院包括払いを適用すれば、地域包括ケア病棟を設ける病院は今よりもさらに増加するはずだ。これは地域医療構想の推進という観点から重要な意味を持ちうるが、その使い方に着目すれば疑問が呈されるかもしれない。入院早期に地域包括ケア病棟に転棟させることによって大幅な増収が可能となるため、結果として医療費の削減は幻想と化してしまう。

　2020年度改定では、DPC病棟から地域包括ケア病棟と、地域包括ケア病室に転棟する診療報酬設定とでは一物二価だとの指摘もあり、DPC／PDPSにおける入院期間IIまでは地域包括ケア病棟に転棟してもDPC点数とする変更

が加えられた。1入院包括払いでは、これがさらに増加することだろう。もしも、これらの現象を避けるのであれば、まずは急性期病棟から地域包括ケア病棟への転棟制限を加えることが必要だろうが、それを強行すると地域包括ケア病棟の増加が見込めなくなる。2020年度改定で400床以上の病院内での転棟について点数が少し下げられたが、より厳しい制限をしない限り、このような行動は1入院包括払い化では頻発してしまう。

　入院期間IIの設定は全国平均なので、時間をかけて効率化は進んでいくのが現在の仕組みだ。ただ、それではスピードが遅いということならば、D方式を拡大するなど、入院初期に対する点数配分を強めることが現実的な選択肢であろう。さらに大切なことは、「入院すべき状態の患者が適切な期間だけ入院する制度設計」であり、「重症度、医療・看護必要度」等の項目見直しと基準値引き上げ等が病院の行動を変える。

　2020年度改定では、基準（2）と言われていた認知症・せん妄で、A項目1点かつB項目3点以上の患者が除外され、手術をしない急性期病院は最初の5日を除き基準を満たすのが容易ではなくなった。一方で、C項目の評価日数が延長されたことから、手術をする患者は極端に高い評価となり、在院日数を短縮しなくてもよいと考えるかもしれない。地域包括ケア病棟の在り方も含め、これらを総合的に、徐々に変更していくことが、我が国医療の今までの経緯を見ると現実的ではないだろうか。

　私が関わる病院は、1入院包括払いが適用されても今とスタンスを変えることはなく、増収になることが予想される。財務省の考え方も合理的であるかもしれない。ただ目的が、医療費の適正化と医療の質の維持・向上なのだとすれば、それは別の手段でも達成し得るだろう。診断群分類のさらなる精緻化を進め、効率的な医療提供体制を支える制度設計を模索することが期待される。すなわち1入院包括払いは、時期尚早だと言えるのではないだろうか。

2-17

病院経営を成功に導くために
―緊張感と前向きさを持続する組織文化を―

（ビジョンと戦略 連載第 121 回 2021 年 3 月号）

　本稿では、病院経営を成功に導くための未来への処方箋についてのまとめを行う。

　まず念頭に置くべきことが、病院経営は営利企業とは異なり、利益を出すことが究極の目的ではなく、社会に貢献し、地域を支えることに存在価値があり、それを前提にした経営方針を常に心掛けることだ。

　とはいえ一定の利益がなければ、継続的な投資を行うことができないし、事業継続すら困難になり兼ねない。ただ、そこで働く医療職は決してお金のために働いているわけではなく、患者のため、そして自らの成長のために仕事をしていることを経営層は忘れてはならない。そのことを肝に銘じた上で、まずはビジョンに基づいたポジショニングの確立を優先すべきである。

1. ビジョンに基づいたポジショニングの確立

　組織を成長に導くために、何を目指し、どのフィールドで勝負するかを明確化することは重要である。かつてのように診療報酬のプラス改定が相次ぎ、自然に患者数増が見込めた時代は過去のことであり、何となく従来通りの医療提供を総花的に行うだけでは事業継続は困難である。そこで、自らの生存領域であるドメインを考える必要がある。その際には、3 つの C（Company, Competitor, Customer）を考慮し、特に Company（自院）のやりたいことばかりに議論が傾きがちになるが、これを避ける必要がある。もちろん、自らのやりたいことは大切にすべきだし、情熱を注ぐことができる仕事に専念したいのは誰しも望むことである。だからこそ、優秀な職員が集まるわけだ。ただ、や

りたいこととやれることは異なる可能性がある。これは、Competitor（競争）との関係によるところが大きい。急性期がやりたいといったところで、地域で急性期医療が過剰であれば、限られたパイの奪い合いにしかならないし、Customer（患者）が求めるニーズとのギャップを避けなければならない。良質な経営は徹底した顧客志向から生まれる。

　病院にとっては病床機能の選択と院内の資源配分は重要な意思決定であり、それが経済性に強く影響を及ぼす。もちろんそのためには人を中心とした内部資源に磨きをかける必要がある。このことは地域医療構想で求められていることとも整合するだろう。また、機能の選択は入院だけではなく、外来でも求められており、そのことが全世代型社会保障改革の方針にも表されている。機能分化と連携を支柱とし、自らの役割を理想と現実のバランスをとりながら考えていく必要がある。

2. 財務的には給与費比率と材料費比率のバランスを

　機能の選択は財務指標にも影響を与える。急性期、特に高度急性期を志向すれば材料費比率が高くなり、結果として高単価になるはずであり、低単価の急性期という概念は存在しない。ただ、そうなると、給与費比率が下落しなければ収支のバランスがとれないことになる。一方で回復期や慢性期を選択すれば、材料費比率が低くなる分、給与費比率が高くなる。一般的に給与費比率50％以下が損益分岐点を達成する目安だと言われることもあるが、マンパワーが支える要素が強い回復期・慢性期では60％を超えても黒字になり得る。給与費比率と材料費比率を合計して考えるべきであり、両者で80％を超えるとまず赤字だろうし、できれば75％程度でコントロールしたいところである。

　ただ、忘れてはいけないのは病院機能に合わせた人員配置である。例えば、高度急性期病院では100床当たり120名以上の看護師を配置しても黒字になり得るが、それは診療密度が高い患者の存在が前提であって、そうでない場合には現実的な配置を心掛けなければならない。また、病床当たり何名というよりも、患者当たりの配置にも目を向けることが望ましい。患者数とスタッフ数のバランスが崩れれば、給与費比率は上昇し、財務比率は悪化する。1人の患者に投入する材料費は概ね一定であり（無駄を省くという視点は重要である）、人

件費の多寡が業績に直結する。

3.　改善だけでは輝けない

　ダイエットをすれば痩せてきれいになると思っている方もおられるだろうし、そういう面もあるかもしれない。同じように病院でも改善こそが重要で、コストカットなどに注力することこそが経営だという見解もある。贅肉ダブダブの状態は見栄えだけでなく、健康にもよくないわけで避けるべきだろう。だからといって痩せすぎればかえって不健康になることもあるわけだ。

　隠れ給与費ともいえる委託費や昨今増加傾向にある材料費などを見直すことも財務状況を良好にするためには重要なことであり、抜本的な見直しをした瞬間は大きな結果が出ることが多い。委託費については単価と業務量で決まるわけで、単価は適正価格を心掛けるものの、限界はある。その多くは人件費的な要素が強いからだ。一方で業務量を見直し、不要な業務をそぎ落とすことは可能かもしれない。長年にわたって委託していると仕様書の業務が積みあがるばかりで、不要なものもあるかもしれない。また、材料費についても適正価格での購入は重要だが、品目の集約化などにより購買の適正化を実現する取組も有効だろう。さらに、診療報酬への対応なども継続的に行う不可欠な要素ではあるが、これだけで病院がよくなるかというと限定的と言わざるを得ない。また、過剰な取組は後々ひずみを生む危険性があることには留意したい。かといって取組をしなければ確実に経済的利益を失うことになる。

4.　どうやって組織を動かすか

　病院ではたくさんの専門職が多様な価値観で仕事をしている。全ての職員が患者のために仕事をしているという共通点はあるものの、職種によって受けてきた教育も異なるし、それが考え方にも影響を及ぼす面がある。この組織を動かすために求められるのは規則・規程などを作ってそれで管理する手法でなく、職員の心に訴えかけるリーダーシップと動機づけが重要である。リーダーシップのスタイルは様々あるわけだが、この人についていこう、そしてここで働いていて充実して魅力的だという動機づけがなければ医療職はいつでも組織を離れていく。ただ、リーダーも動機づけの仕組みも万能ではない。そして、

リーダーは孤独であり、本音で相談できる相手も限られる。だからこそ、参謀の役割は重要である。ただ、参謀はそこに座る時間が長くなると経済性向上のために権威的になり強引なやり口で職員を封じ込めようとするなど間違いをおかすこともある。自らの職責を果たそうと真剣になるほどそうなりがちだ。大切なのはデータに基づいて何をすべきかを示唆し、皆が1つの方向に向かって動き出せるようそっと背中を押すことである。そしてなぜその施策を行う必要があるのかを徹底して議論するとともに、トップがリーダーシップを発揮できる土壌を整えることである。

　最後に病院経営を成功に導くために忘れてはならないことがある。それはビジョナリーカンパニー2でジム・コリンズが提唱した「誰をバスに乗せるか」であり、適切な幹部を選ぶことだ。病院にとってビジョンとそれに基づく戦略は重要だが、人選が適切でなければいいビジョンを描くことはできないし、戦略を実行する際にも支障をきたす。様々な利害が絡むが大切なことはトップマネジメントが本当に重要な人物を幹部に登用することである。

　あるとき成功してもそれで安心していては永続的な成長は遂げられない。常に緊張感と前向きさを持続する組織文化をつくることが経営者に求められる究極の役割である。

第3章

【対談】
With コロナと病院経営

3-1

COVID-19 重症患者の集約化は看護師確保が課題
―全看護師が集中治療の技術を持てば医療の未来は明るい―

　日本集中治療医学会、日本救急医学会、日本呼吸療法医学会の 3 学会合同による「日本 COVID-19 対策 ECMOnet」（ECMO ネット、https://www.ecmonet.jp/）は、国に先んじて COVID-19 重症患者の推移を一般公開し、各所で利活用が進む。

　ECMO ネット代表の竹田晋浩氏（かわぐち心臓呼吸器病院・理事長）、CRISIS（クライシス※）管理リーダーを務める橋本悟氏（京都府立医科大学附属病院集中治療部・部長）、大下慎一郎氏（広島大学病院救急集中治療科・准教授）、井上貴裕が、このデータ公開に至る経緯や、コロナ禍における集中治療の今について話し合った。

（対談はオンラインで 2021 年 2 月 1 日に実施）

※横断的 ICU 情報探索システム（CRoss Icu Searchable Information System, 略称 CRISIS, 非公開）。全国 600 以上の施設が参加し、ICU ベッド 80％をカバー（総 ICU ベッド数約 5,500）。
https://crisis.ecmonet.jp/
（公開データ・図表の著作権は日本 COVID-19 対策 ECMOnet に帰属、無断使用不可）

井上　ECMO ネットを立ち上げた経緯は？

竹田　2009 年、H1N1 インフルエンザ肺炎の感染拡大時に、日本で遅れていた ECMO 導入が必要だと気付いた。ECMO 治療で実績を誇るスウェーデンのカロリンスカ大学病院・ECMO センターで情報収集し、日本で普及させた経緯がある。ウイルス性肺炎による重症呼吸不全では ECMO 治療の効果が高く、

COVID-19 においても有効なはずで、日本の
ECMO 治療のまとめ役として有志に声を掛けた
のが始まり。

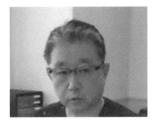

竹田晋浩 先生

　ECMO ネットとして、電話による 24 時間体制
の治療相談や、ECMO 治療患者の搬送などに取
り組んだ。同時に、日本集中治療医学会で
COVID-19 に特化した重症患者の登録をするとい
うのをきっかけに、ECMO ネットが主体となり、複数学会にまたがるデータ
ベースとして CRISIS を構築した。

大下　ECMO を日本に導入した当時、学会に
ECMO プロジェクトという委員会が立ち上がっ
た。初代委員長が竹田氏で、これを引き継いで委
員長を担当している経緯から、CRISIS の立上げ
メンバーを務めた。

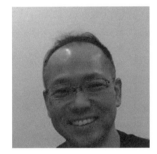

大下慎一郎 先生

橋本　日本集中治療医学会で重症患者登録システ
ム（JIPAD）構 築をお世話している関係で、
COVID-19 感染拡大に呼応して、いち早くレジス
トリ「横断的 ICU 情報探索システム」(CRoss Icu Searchable Information
System, CRISIS) を用意した。

　ICU や救急医療の専門施設に声をかけて CRISIS への参加を求めたところ反
応がよく、各病院担当者からレジストリに多数の登録をいただいている。臨床
研究は、各大学の倫理申請で承認を受けて始めるため、研究への参加施設が多
いほど何か月も要する。CRISIS は人工呼吸と ECMO の重症治療に限り、国
の緊急事態に早期対応するため、2019 年 12 月の発起から 2 月実施へと早期構
築した。

　厚生労働省の新型コロナウイルス感染症医療機関等情報支援システム
「G-MIS」や、新型コロナウイルス感染者等情報把握・管理支援システム
「HER-SYS」は、2020 年 5 月の連休明けから開始されたもの。いずれも、今
日この病院に ECMO 患者が何人か、人工呼吸器が何人か、という定点での
データとして有効だ。CRISIS は、個人単位で ECMO 治療開始から終了、予

後もフォローするので、重症者に限って国のデータを補完できる側面がある。倫理申請を経ていないため、国民の理解を得る目的で、ダッシュボードの形式でサイトに公開することとした。

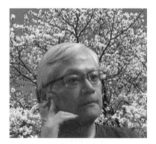

橋本　悟 先生

　データを公開したことで有効に利用していただけたプラス面もあるが、公開したことにより研究論文のデータとしてどこまで通用するかというマイナス面もある。今は、例えば1次データは公開して、2次データは倫理申請して承認されたデータを研究に使うといった、切り分けた運用をしたいと考えている。1次データに関しては、AI予測ができないか、京都大学の西浦博先生やGoogleなどにも提供している。

　都道府県の重症化データとCRISISのデータを比較すると、全国の半分以上の都道府県では100%一致するが、データ提供にご協力いただけていない施設もあるので、東京では7割、神奈川・愛知・福岡も8割程度の症例数となっている。

井上　COVID-19特有の難しさや、救急・集中治療の窮状はあるか？

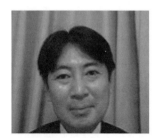

井上貴裕

大下　極めて難しい。病状が増悪する際に徐々に悪化するのではなく、横ばいの状態が数日続いて、その後、急激に「どすん」と悪化する印象。

橋本　ご自身に自覚がない、ハッピー・ハイポキシア（幸せな低酸素血症）、サイレント・ハイポキシア（沈黙の低酸素血症）が見られる。人が息を止めて苦しくなるのは、炭酸ガスがたまるからで、血液中の酸素が減っても苦しさは感じない。自宅療養中にパルスオキシメーターでの測定を求めるのはそのため。同じウイルス性肺炎でも、インフルエンザなら重症感が漂う症状が見られるが、COVID-19においては、重症感がなくても自宅療養中に急変して亡くなったように、僕たちが今まで経験したことがない様相を見せている。

井上 ECMO 離脱の患者割合は多いと思うが、治療成績は？

橋本 死亡率は3割で、7割が救命されているので悪くはない。社会復帰された方も多いが、懸念するのが救命後の QOL で、在宅人工呼吸程度までしか治らない人もいる。ECMO ネットとして、インタビュー形式で退院後の様子を聞く研究計画を立てている。

　第1波の時は、人工呼吸器を装着した4人のうち1人が ECMO へ移行した。第2波は8人に対して1人、今は12人に1人。これはいろんなことを意味していて、人工呼吸の管理が良くなっていることや、レムデシビルやアビガンなどの薬で良くなる人もいて、複数の要因が重なっている。一方、患者数が増えて、ECMO 移行まで手が回らない施設もあるだろう。少しずつ ECMO 治療の数は減っていて、救命率は下がっている。

井上 ICU の状況は？

橋本 冬場は ICU の患者が増える傾向で、COVID-19 以外で重症の患者がここにきてどんどん増えてきている。今の医療制度では圏外搬送は非常に難しい。もし、100人の重症者を入れられるようなセンターを作ろうとしても、どうやって医師と看護師を確保するかで思考停止する。特に看護師の確保が難しく、集中治療室で ECMO を使用する場合は、患者1人に看護師1人の配置が必要なくらい。その1人も、トレーニングを受けた通常以上に能力がある看護師でないと回らない。

　大阪にコロナ重症センターを作ったのは素晴らしい試みだが、職員集めに苦労している。当院からも看護師の応援を出したが、エキスパートだけが集まったわけではない。また、他県からの搬入を断る所もあるが、ECMO ネットがあったからこそ何例か搬送することができた。個人プレーではできなかったことだ。

　日本の現状では、3、4例の ECMO 治療ができる病院が点在する感じ。英国やスウェーデンでは、ECMO センターに重症者を集約する対応が進んでいる。何例くらい扱うのか？

竹田 30症例程度は可能。日本でもそこに人を集められるなら、センター化

を進めた方が効率的だ。

橋本　ECMO に特化した病院を作るとしても、平時はどうするかなどいろんな問題があって、経営が難しいのだろう。

井上　特定集中治療室管理料を算定する施設は全国に 600 以上あるが、ECMO 治療の実績が乏しい病院もある。

竹田　ECMO の呼吸不全の患者を通常の ICU で治療したと仮定すると、病院は全くもうからない。ECMO 治療の加算が取れる 2 週間内では終わらず、その先は赤字になる。非常にいびつな状態。

橋本　各大学に集中治療医学講座が徐々に開設され、かつて外科からいろんな診療科が分かれたように、集中治療科も独立できる状況になってきた。救急との混同というのが、現時点で我々の最大の課題だ。現状は、救急医または麻酔科医が集中治療することが多いのは事実だが、二足のわらじを履くことはできない状態にある。

　京都府下でも、24 時間集中治療の専門医がいる大病院は限られていて、遠隔 ICU で人材不足をカバーするか、センター化するかを考えていかなければならないだろう。遠隔 ICU には保険点数が付いていないが、COVID-19 対応として遠隔での人工呼吸の指導をしてよいとの通達も出ているので、その報酬をどうするかの詰めを、次の改定で盛り込んでほしい。

井上　現行の「重症度、医療・看護必要度」では、A ラインさえ抜かなければ基準を満たすので、胃がんや大腸がんの消化器外科の術後にルーティンで ICU に入れる病院があるのも事実。ただその方が、収益性が優れるという現実があり、まっとうにやっている病院が損をする面もある。

橋本　おっしゃる通り。

井上　SOFA スコアを提出するようになり、生理学的にはこれで見た方が看護必要度よりも患者の実態を表すのではないかと思う。どちらが基準として望ましいとお考えか？

橋本　日本集中治療医学会が中心となって行っている重症患者レジストリ（JIPAD）では APACHE スコアと SOFA スコアなどを必須としている。データの自動取得を進めている施設ではこれらのスコア算出は比較的容易である

が、まだ多くの施設は手入力によって算出している。

　現状では特定集中治療室管理料の算定のため、入室当日・翌日・退室日の 3 点での SOFA スコアの算出が必須となっている。またそれ以外に現在の算定では最大 14 日までとか、0 時をまたがないと 1 日とカウントしないことなど、是正していただきたい問題点が幾つか見られる。

井上　特定行為研修を終えた看護師への期待は？

大下　ICU に十分な数の専従医がいない施設では、特定行為研修を終えた看護師は力を発揮できるだろう。

橋本　集中治療の要は看護師。院内の感染対応病床で集中治療管理を行っているため、感染対応に看護師を出すので当院では集中治療部のベッド数を減らしている。それは、看護師が減ったから。集中治療にたけた看護師の養成は望まれるところだが、看護の中で集中治療は非常に特殊で、意識のない患者を相手に、「これは看護ではない。医療だ」と思ってしまうと、たくさんの人が途中でドロップアウトしてしまう。全ての看護師が集中治療できる機能を持てば、日本の医療の未来は明るい。

3-2

病院経営者は価値を高める取組を求めて
─医療界の今、未来を考える─

　病院経営者はエビデンスに基づく正しい現状認識と、経営判断が重要だ。宮坂信之氏（東京医科歯科大学名誉教授）は、東京医科歯科大学医学部附属病院長を務めた当時、井上貴裕を経営参謀とした。当時の病院を取り巻く環境や医療界の今、これからについて対談を行った。
（対談は 2021 年 2 月 16 日、オンラインで実施）

井上　病院長のリーダーシップとはどうあるべきと考えるか？

宮坂　自分は医学の専門家ではあったが、当初は組織のトップとしての知識も、経験も持っていなかった。大学人としての評価は、「診療・教育・研究・（自分の診療科の）管理運営・社会的貢献」で評価される。しかし、病院長になると、経営に関する知識と、俯瞰的な視点が必要不可欠となる。

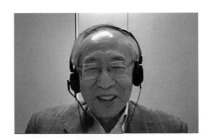

宮坂信之　先生

　病院長は診療の実績を通して選任されるが、就任したばかりの者は病院長を以前に経験したわけではなく、病院に関する経営学や医事制度の知識もない素人からスタートする。それぞれの専門分野の研究者であり、教育者であり、診療の実績もある。専門分野での自信はあるが、組織のトップとしての実績はない。

　私も当初は非常に困った。ただ、一言で言うと、その人の背中を見て皆が付いていこうと思えるリーダーであることが大切だ。しかし、経営の知識や経験はすぐには身に付かないので、私は当時、井上さんに経営参謀をお願いした。経験が不足する部分を経営の専門家に担ってもらうことで、病院の皆が話を聞いてくれた。医師だけではなく看護師から事務方まで、病院全体で同じ目標を持てるように、正しい現状分析ができていなければいけない。

　現状分析は、データに基づく必要があり、それは客観的なデータでなければいけない。病院経営の専門家が参謀としていたから、数字や判断がぶれることはなかった。その結果、皆が付いてきてくれたと思う。

井上　経営参謀は大切ということ？

宮坂　非常に大切。私心があってはならないし、客観的なデータを提示してくれなければならない。病院長が判断するためには、タイムリーな提示も必要だ。経営参謀の重要性は高く、井上さんの「ちば医経塾」のように病院経営を系統的・

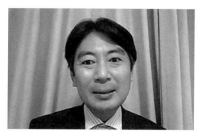

井上貴裕

包括的に取り上げる取組も必要だ。例えば、SWOT 分析を行い、病院の強み、弱み、機会、脅威などに対する正確かつ客観的なエビデンスを、経営者は求めていかねばならない。

井上　「ちば医経塾」は今、現役の病院経営者が 5 人参加していて、現場ですぐに役立てているようだ。こうした管理者向けの教育も大事だが、一方で医学部の学生に向けた経営教育がない。

宮坂　医学部の教育は、覚えることがいっぱいで詰め込み教育になっている。現場の知識やノウハウ、薬の副作用や患者とのコミュニケーションスキルといったことは、教わる機会がない。まして経営は皆無だろう。学生の間に全てを教えるのはとても無理で、ステップバイステップでタイムリーに教えていくしかない。

井上　診療報酬の知識がないので、現場でいきなり「DPCが」と言われて戸惑う医師もいる。

宮坂　本当は理解していないといけないかもしれないが、順番に学んでいくとどうしても追いつかない。いきなり現場でレセプトを書かされて、症状詳記させられて、ようやく理解していく。一方で、医事紛争の場合は添付文書が非常に大事だが、その点を理解していなくて読んでいない医師も中にはいる。例えば、コロナワクチンがちょうど世に出たが、その添付文書を読んで、私は有効性と安全性に納得した。有効性は、実薬と偽薬で1万8,000例ずつやっていて、そこからの発症数により有効性は95%であるとデータで判断できる。そこを分かっていないと、本当に薬を使える医師だとは言えない。

井上　職種別のモチベーションを病院長としてどう上げていくか？

宮坂　医師は局面だけで、病院を支えているのは看護師や技師など医師以外の医療従事者に負う部分が大きい。彼らが、何のために働いているか理解するとともに、正当に評価されることが必要だ。特に、医師との給与差が大きいので、人件費比率が高いと言われるが本当はもっと医療費を上げるべきだ。

　また、職員間での情報の共有も必要。SNSも含めたICTの活用が有効だと考えるが、メッセージを読んでもらうことが大切で、誰も見向きもしない形骸化されたものは時間の無駄だ。全ての階層がそれぞれ正しい情報認識と展望を持つために大事なことは、上から下へ流すだけではなく、下から上への受け皿がないと駄目で、双方向的でなくてはいけない。

井上　特に事務職員のモチベーション維持が難しいと感じる。

宮坂　非常に難しい。国立病院の場合は準国家公務員扱いだが、SOP（標準作業手順書）が病院事務にはないし、医事課は2年ごとに変わるが引継ぎがないこともある。非常に問題だし、専門性も必要なので、2年と言わず継続性を持たせることが必要ではないかと思う。

井上　病院特有の経営の難しさの１つに、医局員や教員の人数に対する不公平感がある。東京医科歯科大学医学部附属病院で最後の第一内科教授を務められたが、当時の経緯は？

宮坂　国立大学医学部の大学院重点化によって、患者本位の医療を実現するため、従来のナンバーを付して細分化された第一、第二といった診療科から、臓器別等への再編成が進んだ。しかし、関連病院はナンバーごとにつながってきた経緯があるので、臓器別になると病院連携が難しくなった。

　例えば、東京医科歯科大学医学部附属病院の場合は、４つの診療科を９つに再編した。当然、配置される人数の不足や、講師はいるが准教授はいないといった不均衡が起きるし、関連病院も連携先に混乱が生じた。

井上　医師派遣にも影響した？

宮坂　医局という制度は内科・外科を中心にナンバー別で構成された制度で、そのナンバーと関連病院がつながっているため、医師派遣への影響は大きい。「からだ」は複数の臓器から成り立っており、「からだ」として診ることが重要だと、再編を通じて私も悟った。一方で臓器を専門的に診ることも重要で、双方向的であることが臨床的に求められる。人の倫理も考慮しなくてはならない。

井上　臨床研究中核病院とそれ以外の大学病院の役割は？

宮坂　臨床研究中核病院になるための資格が細かく規定されているので、そのハードルを下げて数を増やす必要はない。資格を満たせなかったところはネットワークメカニズムをうまくつくって、連携を取ることが大切だ。患者の倫理的な取り扱いがとても重要になるが、それは同時に、不採算部門でもある。そこは国の支援が必要なところだろう。

井上　院内では、該当部門のアクティビティが高くないという見方もある。臨床研究をする側と、実際にそれを使う側との、認識ギャップを感じる。

宮坂　臨床研究中核病院でなくなるということは、普通の病院になってしまう

ということ。病院の価値を保つためには、そのための努力が必要。病院にとって不採算部門でも必要な仕組みだから、それは認識が少し足りない見方だ。

　ただし、国立大学の1群2群3群という考え方は、役割分担を考える意味ではよいが、課題がある。例えば、千葉大学は3群でグローバルな診療教育大学。東京医科歯科大学は2群で専門性を持っていてその分野でグローバルだ。1群は地方大学が代表例で地域連携が重要視される。地元の地方大学に行くかどうかの判断は、グローバルでやりたい人なら3群に行きたくなるのは当たり前のこと。群で分けるのは一見いいようで、地方が育ちにくいシステムでもある。大学人の教育という観点から考えれば、私立も国立も関係ないはずで、国立だけにこの仕組みがあるのはおかしいのではないか。医学部だけでなく、地方大学は淘汰される時代が来るだろう。

井上　その時、病院はどうなるのか？

宮坂　複数病院の経営を統合したからといって、1つの母体になれるかは難しい。東京医科歯科大学は、専門性の違う大学とリエゾンを組んで傘の下に入れる形で四大学連合としたが、うまくいくかは疑問だ。

　かつては医局単位でつながっていたので、教授が行けと言えば行かざるを得なかった。今は医局員に言っても、地方に住みたくないから行きたがらない。「だったら医局を辞めます」という話になってしまう。私は出身地の長野にある佐久医療センターへ週1回、医療還元のために行っている。医療過疎の問題は医局制度がなくなりつつあるからで、これに代わる仕組みをどう作るのか。解決策は私も思いつかないというのが正直なところだ。

　国は、地域包括ケア病棟を作ったが、器だけ作ってもやる人がいるかどうかが重要。地方には総合内科のような存在が必要で、そういうことがしたくて地方に来る若い研修医もいる。そういう人が増えるような支援を自治体に求めたい。

井上　コロナ禍で病院経営はどうあるべきか。コロナは病院、あるいは医療界に何をもたらすのか？

宮坂　日本特有の問題として、病棟数は多いが、私立は200床以下が多く、高

齢者を診るのにはいいが、コロナは専門家がいる公的病院に行かねばならない。院内感染を懸念してコロナ患者の診療を拒否する傾向が私立は強い。「ピンチはチャンス」を肝に銘じて、このシステムを是正することが必要だろう。

米国の10分の1の発症率で医療崩壊していることが、彼らにとっては信じられないこと。日本特有の問題を直さなければいけない。コロナの影響で患者が激減したと言っているが、国民皆保険で医療の恩恵に預かれるためソーシャルクラブに行っているのと変わらない実情もある。高齢者の通院が多すぎるシステムも変えていかないといけない。

日本は外圧が掛からないと変わらない国なので、コロナをバイアスにして、逆手に取ってシステムを変える必要がある。ヒステリックに反応するが、喉元を過ぎるとすぐ忘れてしまう。ここで腰を落ち着けて、医療改革に取り組まないといけないだろう。

3-3

急性期病院としての覚悟が強さの理由
―患者を制限しないコロナ対応が成果、大垣市民病院―

　優れた生産性を誇る病院のトップランナー、大垣市民病院（岐阜県大垣市、903 床）。金岡祐次院長はコロナ禍においても、受け入れる病床をコントロールしながら制限しない医療を実行している。急性期病院のあるべき姿について、金岡院長と同院の経営アドバイザーを務める井上貴裕が対談した。
（対談は 2021 年 3 月 19 日、オンラインで実施）

井上　外科医から外科部長、院長へと歩まれた。

金岡　1993 年に大垣市民病院へ赴任した当時は臨床一筋で、肝胆膵の分野で大学レベルの手術を行うことが目標だった。2008 年に 50 歳で外科部長になってからは、腹腔鏡手術を極めようと段階的にレベルアップして、今は腹腔鏡下膵頭十二指腸切除（ラパ PD）を行っている。2016 年の保険収載からだと、当院は国内第 3 位の症例数を誇る。

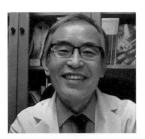

金岡祐次 院長

　2015 年に外科部長から院長となり、病院経営の経験が全くないゼロの状態でスタートを切った。せっかく与えられた機会なので頑張ろうと意気込んでいたが、初年度に DPCII 群（現在の DPC 特定病院群）から III 群（同、DPC 標準病院群）になるという経験をした。当時は、救急医療管理加算がどれくらい取れているか、その加算が何者かさえ全く認識していない状態だった。在院日数が 12 日超で長めであることも認識していたが、それを凌駕する診療密度があると思っていたため、13 日まで伸びてしまったことが要因だ。これを機に勉

強して、DPC 係数の増大を目標に、加算を含めた入院期間、症例ごとのパスの見直しなどを、診療科横断的に行ってきた。

井上　報酬を意識せずして黒字経営だったのはすごい。

金岡　今は、救急医療管理加算は 8 割以上取れている。全国平均が 5 割だから頑張れている方だろう。井上先生を経営アドバイザーに迎えた 2017 年から、急性期病院としての覚悟を持って効率性を重視した病院経営を行っている。

井上　医師 1 人当たりの受け持ち患者数など、他院よりも圧倒的に生産性が高い。強さの秘訣は？

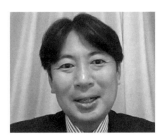

井上貴裕

金岡　西濃医療圏 36 万人に対して、基幹病院は当院だけという地の利がある。次に職員の気質。医師はもちろん、コメディカルの意識が高く学会発表、英語論文の発表など、大垣大学と呼ばれるくらいアカデミックな伝統がバックボーンにある。臨床面では常にトップを目指す競争意識の高さもある。そうした定評があるためか、昨今の研修医のマッチングを見ると当院は人気がなく、苦戦している。ゆとり世代が増えたことで病院のカラーはかつてよりも薄まった感はあるが、個人的には羊の皮をかぶった狼でありたい。高い生産性＝能力×負荷だと僕は考えている。

井上　自治体病院を経営する上で難しいと感じる部分はあるか？

金岡　人事権がないこと、給料体系の自由がないことだ。医師事務作業補助者は今 30 対 1 の配置だが、医師の負担を減らして診療の回転をよくできるので、もっと増やしたい。看護補助者の採用も同様だ。また、非採算部門を持つことが使命だとうたわれるため、非採算＝人道的＝病院本来の使命という、偏った論理に染まっていることも問題だ。

井上　次の診療報酬改定で15対1より上ができる、点数が上がるという話もある。大垣市民病院は約700ある自治体病院の中で、利益率が圧倒的に高い。補助金を入れなくても黒字になる約20病院のうちの1つだ。

金岡　院内処方をしているので、外来の収益が高いこともあるし、高額な医療の症例数も多いからだ。2020年度も340億円以上の医業収益となる見通しで、このクラスでは多い方だろう。質実剛健でありたいと思うが、世の中が変わって、今の若い医師にこれまで通りの考えを継承するのは難しいと思う。表向きは姿を変えても、根底に流れる部分でいい所はそのまま残せればと思う。医師の数は研修医を入れて200人強だが、研修医からの持ち上がりが多く、特に外科はその傾向が強くて、下から上がることでアクティビティも上がる。

　現在の人件費比率は低いので、ニーズがあるコメディカルをもっと増やしていきたい。看護師は約700人が在籍しているうち、産休等取得中が100人くらいいる。コロナで看護師は大事な戦力だとよくわかった。若い人は退職も多いが、しっかり採用していきたい。

井上　初回の緊急事態宣言時に手術や入院患者数を減らさなかった理由は?

金岡　僕が減らすなと言った。得体の知れない怪物と戦うときに、弱みは見せられない。常に強気であることだ。言い換えれば、敵を知らずに自ら先に動かないということ。根拠のない過剰反応や横並び的な発想を好まない。

　岐阜県で最初の感染患者を2月25日に経験したので、危機感はかなりあったが、面会謝絶や受入れを制限することに、違和感があった。初めから制限するのではなく、第1波の時点で、まずできる範囲でやって、状況を見て考えていこうと言った。そこから第2波、第3波ときたが、僕の指示は変わっていない。入院してから陽性がわかった人もいたが、院内に感染が広がることなくやってこれた。

井上　例年と比べて患者数も減っていない。

金岡　ざっくり言うと、外来患者数は昨年の4月以降、10%減の状態。これは、薬だけの再診患者が減ったため。外来全体での収益は6%減っただけだ。

入院患者数も6％減だが、収益は1.6％減。経営に大きく響かない減少率だった。

　一方、感染症の病棟はしっかり作った。もともと二類感染症の病院で6床あったが、コロナ感染症がわかった時点でICUに重症用ベッドを2床作った。そこが埋まった4月時点に危機感を持ったのでICUでの対応は止めて、26床ある救急救命センターにコロナ重症用を7床作った。軽症用では17床を第2波まで継続した。第3波を迎えたときには、県からの要請で30床を追加して、軽症から中等症まで合計54床を確保するなど、県下最大のコロナ病床数となった。

　用意した病床のうち、例えば重症用で5床を受け入れたら、さらに壁を作って9床まで増やすというように、常に受入れができる体制を整えている。新入院患者は、ICUや一般病床で受け入れるなど、全てにおいて制限をせず、予定手術を遅らせることもしなかった。名古屋大学関連病院の外科医1人当たりの手術件数と比べると、当院は平均の1.5倍高く、元々のキャパシティの高さが生きた格好だ。

井上　力強いリーダーシップのなせる業。金岡院長のように、各診療科の医師に具体的な投げ掛けまでする人はなかなかいないし、手術をする自治体病院の院長も少ないだろう。

金岡　ラパPDは全部入るが、私がやりすぎると若い人の経験が減ってしまうのでそれ以外は2週に1度程度。経営者は、強いリーダーであること、信頼を得るために有言実行を貫くこと、孤高であるという覚悟が必要。さらには、自ら働く労働者であり続けることを心掛けている。コロナで呼吸器内科が忙しいので、負担を軽減するために肺がん患者の手術前後の抗がん剤治療を呼吸器外科に任せるなど、これまで「こういうものだ」と決められていたことを、コロナを期に柔軟に見直している。コロナはピンチだが、改革の後押しにもなっている。

井上　今後の展望は？

金岡　ネットワーク医療をどう展開していくかがテーマ。西濃医療ネットワー

クの中心に当院があり、周囲8病院を惑星に抱える太陽系のような関係性を、さらに強固なものにしていく。

　最大効率化を考えると、新規感染症、がん治療、希少疾患治療、新生児治療など高度医療は全て当院で初期治療を行い、回復期から慢性期に周囲の関連病院に移っていただくのが今後のあるべき姿だろう。そのためには、施設としてのさらなる充実、新規事業の開発など、当院が世界最先端医療を供給していかなければならない。そのためには、若い医師や看護師の確保は絶対条件で、各大学からの優秀な人材補充も必要になる。目標は、蜂須賀喜多男・第3代院長の遺言である「日本のメーヨークリニックになる」ことだ。

　急性期病院の経営においては、在院日数を守ることが一番大事で、当院は現在平均11日。これを維持するためには、周りの病院に受入れを頑張ってもらうしかない。転院の促進を進めるネットワーク医療は、この地域ではもっと進めるべきことだと思っている。当院は医療内容をさらに高度化して、周りの病院から信頼される存在になりたいと思っている。

3-4

断らない病院へ、意識改革がV字回復に
―看護師再配置など経営改善への取組が成果へ―

　日本有数の病院激戦区と言われる札幌市。今年、創立152周年を迎える市立札幌病院は、2017年度決算で累積赤字が98億円まで膨らみ、専門家検討会を設置して抜本的な経営改革に取り組んだ。2021年3月末に退任を迎えた病院長の向井正也氏と、経営アドバイザーとして当時参与を務めた井上貴裕が、V字回復した当時の取組と、新型コロナウイルス感染症への対応について対談した。
（対談は2021年3月12日、オンラインで実施）

井上　累積赤字98億円に陥った経緯について。

向井　2010年から4年間は黒字が続き、約50億円の資金もあったが電子カルテを更新する際に取引会社を変えたため、患者の受入れを制限した。受診が減ることで一時的な赤字は予想していたが、その後、増患できずに累積赤字が膨らんでいった。他の自治体病院に比べてもかなりの赤字額だったため、専門家検討会を立ち上げることになった。

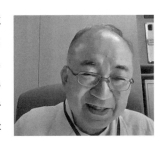

向井正也　元病院長

井上　専門家検討会が立ち上がった時の職員の反応は？

向井　皆に危機意識があったので理解は得られた。井上さんに参与として入っていただき、10.8億円の赤字幅を18年度は赤字8,000万円へ、10億円の改善

を図った。2019 年度は 8,000 万円の黒字で、新型コロナウイルス感染症がなければ 2 億円以上の黒字になる見通しだった。

井上　V 字回復ができた要因は？

向井　当時の病院長である関利盛院長が、経営改革のスローガンとして「断らない医療をやる」と言った。これを実践して、急性期の入院患者を受け入れやすい環境を作ったことが非常に大きかった。当院の内科は専門医が多いため、以前は、例えば誤嚥性肺炎など専門性が低いケースをお断りすることもあり、「市立病院は断る」という定評がついてしまった。関院長の方針に沿い、私が内科系の副院長だったので、肺炎は絶対に断らないと決めて、輪番制にした。患者の受入れができるようになると、市内の病院から理解が得られて依頼も増えた。後方病院のベッド確保は本当に大変だったが、転院を受けてもらえるようになったことで、在院日数の削減もできた。

井上　関院長は各部署と膝詰めでヒアリングされていた。

向井　当院の場合、大学病院で専門の研究を極めて、ある程度のポジションを経験した医師が多いので、自身を専門家だと認識している。肺炎患者は大学病院ではなく普通の民間病院で診るものという意識の人もいる。ここは市中病院なので、何でも診なければやっていけないという意識改革をしていただくことが大切だった。

井上　今は外来の敷居が低くて、複数科受診する傾向が強く、かかりつけにしている患者が多い。

向井　専門病院にはない総合力で合併症の患者も診れる、総合デパートのような病院であることが強みになっている。ただ、同様の病院は他にもあるので、敷居を高くしないで、どんな患者でも引き受ける姿勢を見せないと、競争に勝てないだろう。

　本来は、外来は近隣の民間病院やクリニックで、入院は市立病院で、というのが地域であるべき姿。ただ、患者さんに説明しても理解していただくのは難しいので、診療報酬上で誘導してもらえるといいのだが。

井上　選定療養費だけでは難しいということ。市
内の大学病院とのすみ分け方やさらなるダウン
サイジングは必要か？

向井　大学病院は超高度の急性期を担い、我々は
市中病院なので身近な高度急性期を目指したい。
当院はこれ以上ダウンサイジングすると、患者を
減らすだけ。むしろ、大部屋を全室個室にするな

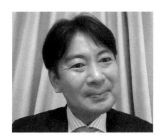

井上貴裕

どで、特徴を出す必要がある。感染症にも対応しやすいし、ベッドのやりくり
にも便利だから、民間病院を中心に今後はそうなっていくだろう。

井上　緊急入院も DPC 入院期間 II 以内で 6 割くらいが退院する好成績。

向井　入退院の窓口を一本化した。以前は、救急の患者や再来でどうしても入
院が必要になる患者が一定数あった。予定外の入院があると、その病床担当の
看護師が手続きを行う手順になっていたが、受付で手続きすることで看護師の
事務作業を減らした。また、当日入院の場合、看護師も予定外の勤務が発生す
る。一時受入専用の臨時病床を作り、そこに 1 日だけ入院して翌日に専門の病
棟へ移っていただく仕組みも作ったので、看護師にとっても働きやすい環境に
なった。

井上　ハイケアユニットを術後患者中心にしたのもその頃か？

向井　臨時病床を作ったころ、当院にはハイケアユニットがぜひ必要だと、外
科系の渡辺祝安副院長が要望された。また、稼働率の低かった病床を休止した
ので、看護師の再配置をしたが、今になってみると病床が足りないと感じる。
看護師の採用が自由にできれば、病床をダウンサイジングせずに運用できる
が、制約があるのは自治体病院として仕方のないことだ。

井上　看護師の新規採用も減らしたのか？

向井　例年は 80 人程度を新規採用するのに対し、その年は 10 人未満までに抑
えた。経営上、人件費削減はインパクトがある。しかし、これだけ採用を絞る

と外部には疑心暗鬼が生じて、次の年の応募が控えられてしまう。採用は毎年コンスタントに行う方がよい。

　札幌市は急性期の病院が多い激戦区のため、看護師は足りない状況にある。1999年度までは、看護師の最上位職は部長だった。看護部門は、院内で最も勢力が大きいが局長職になれなかった。そのため、部長から局長職に当たる理事へ、その後、さらに副院長へと昇格する組織改編を行ったことで、看護師のモチベーションが上がった。

■新型コロナウイルスへの対応

井上　北海道の第一種感染症指定医療機関として、新型コロナ感染症への対応は？

向井　初めて経験することなので大変だった。第1波の時点では、感染症病棟の8床で十分対応できると思っていた。市中感染が広がればインフルエンザと同等の扱いになり二類感染症から外れると思っていたが、そうはならなかった。北海道唯一の一類感染症の指定病院ということで、市内の約3割を診ていた。2020年11月からの第3波ではコロナ用に最大110床まで用意したが、看護師の数は普段の3倍必要。7対1で看ているところは2もしくは2.5対1に配置したので、300床以上を休止することになった。

井上　それによって看護師の退職は？

向井　これを理由に辞めた人は1人もいない。2020年12月の賞与も人事院勧告で0.05か月下げたので不満はあったが、特殊勤務手当の増額に加えて、国の補助金を活用して職員への慰労金を年度初めに1人当たり20万円、年度末にもさらに20万円出すことにしている。

井上　12－1月の新入院患者数は去年の半分以下だった。

向井　コロナによる医療崩壊は起きなかったが、もともと当院にかかっている患者の不急の手術は延期して新患も他院へお願いし、かかりつけ患者も夜中の受診は断って、三次救急もやめた。一般患者においては医療崩壊していたと言

える。

井上　コロナ専用病院に近い状態。今後どういう評価を受けるだろうか？

向井　頑張ったところには、それなりの評価をしてほしい。感染症病床は、普段は看護師の配置がないため、一般の病床から看護師を動かさないといけない。だからその他の病床を休止せざるを得なくなる。感染症対応の配置ができるように、普段から余裕のある体制が必要。そのためには、報酬への上乗せが欲しい。

井上　看護師以外の、医師やコメディカルのコロナ対応は？

向井　どの部門もとても協力的だった。放射線部も1回ずつ機器を消毒してくれたし、CTの部屋までの動線を工夫して、事務職員もコロナ以外の患者が立ち入らないようにしてくれた。自前でPCR検査できる体制を作ったが、どうしても人が足りないときなど、病理診断科の先生も対応してくれた。院内で職員の感染が疑われた場合、すぐに検査して感染確認できたことは大きかった？

井上　病床確保のための補助金の効果は？　過去最高の黒字になるのでは？

向井　そういうことになるだろう。先日、北海道内の病院で、2020年12月までの実績が2019年度の赤字から6億円の黒字に転換という報道があったが、当院もそれ以上の額の黒字になるだろう。

3-5

医師を育て良い病院を作る文化が根底に
―医師同士が協力しないと今後の医療は成り立たない―

　新型コロナウイルス感染症への対応を通して、職員同士の協力体制が強固なものになったと話す、武蔵野赤十字病院（東京都武蔵野市、611 床）の泉並木院長。診療科に特化しないコロナチームを組んで、全職員が力を合わせたことで絆が深まったという。泉院長と同院の経営アドバイザーを務める井上貴裕が、病院長のリーダーシップや経営について対談した。

（対談は 2021 年 3 月 22 日、オンラインで実施）

井上　新型コロナウイルス感染症の治療を通じて感じたことは？

泉　病院の中の風通しがよくなり、皆が仲良くなったメリットは大きい。呼吸器科や感染症科など限られた所に任せるのではなく、病院全体で取り組まなければいけないと初期の段階で判断し、耳鼻科も、整形外科も、外科も、皆が入ったコロナチームを作った。行政や保健所、医師会などから次々と情報が来て混乱したので、内分泌代謝科

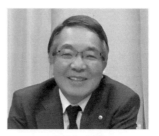

泉並木 院長

の部長が責任者となり、看護部の副部長と事務が連携して「COVID-19 センター」を作り、行政からの情報整備や、宿泊施設へ移るための民間の救急車手配など窓口を一本化して、関与する医師と看護師、事務職を決めて助け合った。

　毎朝 5 分間だけ、代表の 25 人くらいが集まって、入院患者数や保健所の指示などを一気に情報共有する。励まし合い、戦友のような関係になれたことが

非常に大きい。コロナ対応で赤字にはなったが、その後しっかり救急入院を受け入れようと数字への意識も皆に芽生えて、病院のために働く意識の一本化ができた。

2005年に保険診療委員長として、当院へのDPC導入に関与した。大学病院だけがDPCをやっていた時代で幾つかの大学病院を見学して、「これはやらなければ駄目だ」と申し上げて、大学以外で最初に導入したケースになった。DPCは、やっていることを評価されるシステムだ。

院長になった当初は、病院が黒字になるか赤字になるかもわからなかった。井上先生にベンチマークで立ち位置を客観的に示していただいたのが自信になったし、急性期病院の割には手術件数が少ないという弱みもわかった。DPCは自分たちの強みや弱み、どういう立ち位置にいるか数値でしっかりわかる。病院運営にとても参考になる。最終的にはDPCの係数を上げて加算が取れる仕組みを作るために、目標とする数値をいかに現場に落とし込むかだ。

井上 外科も以前より強くなってきたと感じる。優秀な医師のリクルートに成功している印象。

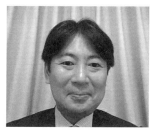

井上貴裕

泉 若い医師がモチベーションを高く持って学べ、彼らをしっかり育てられる病院でありたいと思っている。大学側にも、大学と一緒に育ててくれる病院が欲しいというニーズがある。若い医師を育てるためには、良い指導医がいないと育たないので、そのための体制を考えてほしいとお願いしてきた。その結果だろう。

中でも外科医は、手術をしたいし最新技術や腹腔鏡など鏡視下もやりたい、皆そう思っている医師ばかり。ダヴィンチなどの最新の道具をそろえて、それを使いこなせる体制を作るために、これらの手術を指導できる医師の派遣が必要だと大学にお願いした。大学も、設備投資を惜しまずしっかりやってくれるなら出しましょうと言ってくれた。お互いの思いがマッチして良い医師が育ってくるとウィンウィンの関係になっていく。

井上 成熟した文化がある病院だと感じる。

泉　皆でいい病院を作ろうという意識が高い。病院のために働くという意識が植え付けられている。生え抜きの医師たちは、良い病院を作りたいという共通認識がある。立場が違っても同じで、そこが文化なのだろう。

井上　泉院長のスタイルは「サーバントリーダーシップ」（※）だと評される。

※「リーダーはまず相手に奉仕し、その後、相手を導くものである」という考えの下に生まれた支援型リーダーシップのこと。部下の能力を肯定し、お互いの利益になる信頼関係を築く。

泉　医師がしっかりと論文を書けるように、モチベーションをどう上げていくかをリーダー経験が浅い頃から考えてきた。

井上　肝臓の第一人者として世界的にも名高い。C型肝炎ウイルスが発見される以前からインターフェロン治療に取り組み、C型肝炎ウイルスが消えるという画期的な治療法を確立されてきた。

泉　臨床がおもしろかった。肝がんも外科的治療が難しいため内科的治療を考えて、ラジオ波で肝がんを焼くラジオ波焼灼術法を1996年に開発して、若い先生も教わりたいと集まってきてくれた。データを集めて皆で協力し合って論文を書くことが彼らのモチベーションアップになり、マネジメントというものを否応なく覚えたのが、医師として大きかったと思う。

井上　院長になられてからのマネジメントの変化は？

泉　武蔵野赤十字病院に勤めて今年で35年目になるが、人手や器機など「ここにこういうものを持ってきたら、この人たちは働いてくれる」とニーズを見極めて、働きやすい環境を作るのが仕事だと考えている。僕から、こうしなさい、ああしなさいとは、一切言わない。良い医療をするためにどうするか、皆で考えてほしいと言ってきた。

　ニーズを把握するために、僕は1人で院内を回る。時間も決めずに、不意打ちで行くと現場がよくわかる。人間関係ができていないと難しいと思うが、それぞれが困っていることを話してくれるし、例えば手術を見に行くと、喜々として取り組んでいる様子などから人間関係がわかる。誰かを通して話を聞く

と、その人の視点でしかわからないだろう。

井上　手術室の人間関係と手術成績は相関する？

泉　そう思う。執刀医と介助する医師たちの関係が悪いと手術時間が延びるし、リスクの高い手術に挑もうと思わなくなる。皆が和気あいあいと仲良く協力できれば、どんどん仕事をしようという気になる。働く者同士が仲良くやることが稼働率を上げる重要な要素だ。

井上　働き方改革について。

泉　2008年、副院長になったタイミングで労働基準監督署の指導を受けたため、働き方改革に取り組み、医師の長時間労働を止めてシフト勤務に変更した。必要に迫られた格好だ。また、当時は高齢化で救急搬送が増えていた。対応するためには専門診療科の縦割りでは無理だと感じ、総合診療科を作って皆で協力し合う体制を整えた。

井上　救急搬送の患者は早期転院が難しい。

泉　以前は担当医が近隣の医師に電話して、医師同士で話すような時代だった。すると医者の会話なので、家族の状況などは全く伝わらずに話が進んで、相手の病院から怒られたこともあった。そのため必然的にMSWや看護師が入って、転院交渉をやってくれるようになり、連携センターができた経緯がある。転院がスムーズになってきて、受入れができるようになった。

井上　新棟を建築予定だが、コンセプトや今後の展望は？

泉　地域で一番必要な病院であるためには、どういう設計をしていくべきか考えた。感染症への対応で困ったのは大部屋の扱いだったので、全て個室にした。また、医師の働き方改革が進むことで、夜の勤務だけという医師も増える。当直室は、ぐっすり眠る必要はないので、現場に近い所で仮眠できればいい。その代わり、勤務が終わったらすぐに帰宅する。集中して働く体制の構築と、必要な医療を地域に提供できることを一番の重きに置いて考えた。

　今後の医療は医師同士が仲良くないと成り立たない。お互いカバーし合って

相談し合う体制をしっかり作らないといけない。医局は総合医局にして、すぐ顔を合わせて相談できる体制が必要だ。そういうコンセプトを新しい病院に盛り込んでいる。

　看護師も、所属の診療科にこだわらずにマルチタレントでなければいけない。ナースステーションを中心に、患者がそばにいる働きやすい環境をできるだけ追求した。完成まで今後3年くらいのスパンで、感染症や災害など様々な想定に耐えられる病院であると同時に、高齢化が進む中、患者の負担が少ない治療ができる設備や機器は急性期病院としてしっかり整えていこうと考えている。

【著者プロフィール】

井上 貴裕（いのうえ たかひろ）

千葉大学医学部附属病院　副病院長・病院経営管理学研究センター長・特任教授・ちば医経塾塾長

岡山大学病院　病院長補佐
東邦大学医学部医学科客員教授、日本大学医学部社会医学系医療管理学分野客員教授
自治医科大学客員教授

東京医科歯科大学大学院にて医学博士及び医療政策学修士、上智大学大学院経済学研究科及び明治大学大学院経営学研究科にて経営学修士を修得。

検証　コロナ禍の病院経営

—after COVID に向けて持続可能経営への舵取り—

発 行 日　2021 年 11 月 9 日

著　　者　井上 貴裕

発 行 者　橋詰 守

発 行 所　株式会社 ロギカ書房
　　　　　〒 101-0052
　　　　　東京都千代田区神田小川町 2 丁目 8 番地
　　　　　進盛ビル 303 号
　　　　　Tel 03（5244）5143
　　　　　Fax 03（5244）5144
　　　　　http://logicashobo.co.jp/

印刷・製本　藤原印刷株式会社

定価はカバーに表示してあります。
乱丁・落丁のものはお取り替え致します。
©2021　Takahiro Inoue
Printed in Japan
978-4-909090-65-2　C2047